HORMON YOGA

Dieses Buch ist für meine Mutter,
meine Töchter und alle meine Mitschwestern –
Schluss mit dem stillen Leiden.

LONE HUNÆUS

HORMON YOGA

FÜR DIE WECHSELJAHRE

Mit sanftem Yoga zu hormoneller Balance und Wohlbefinden für Körper und Geist

DK

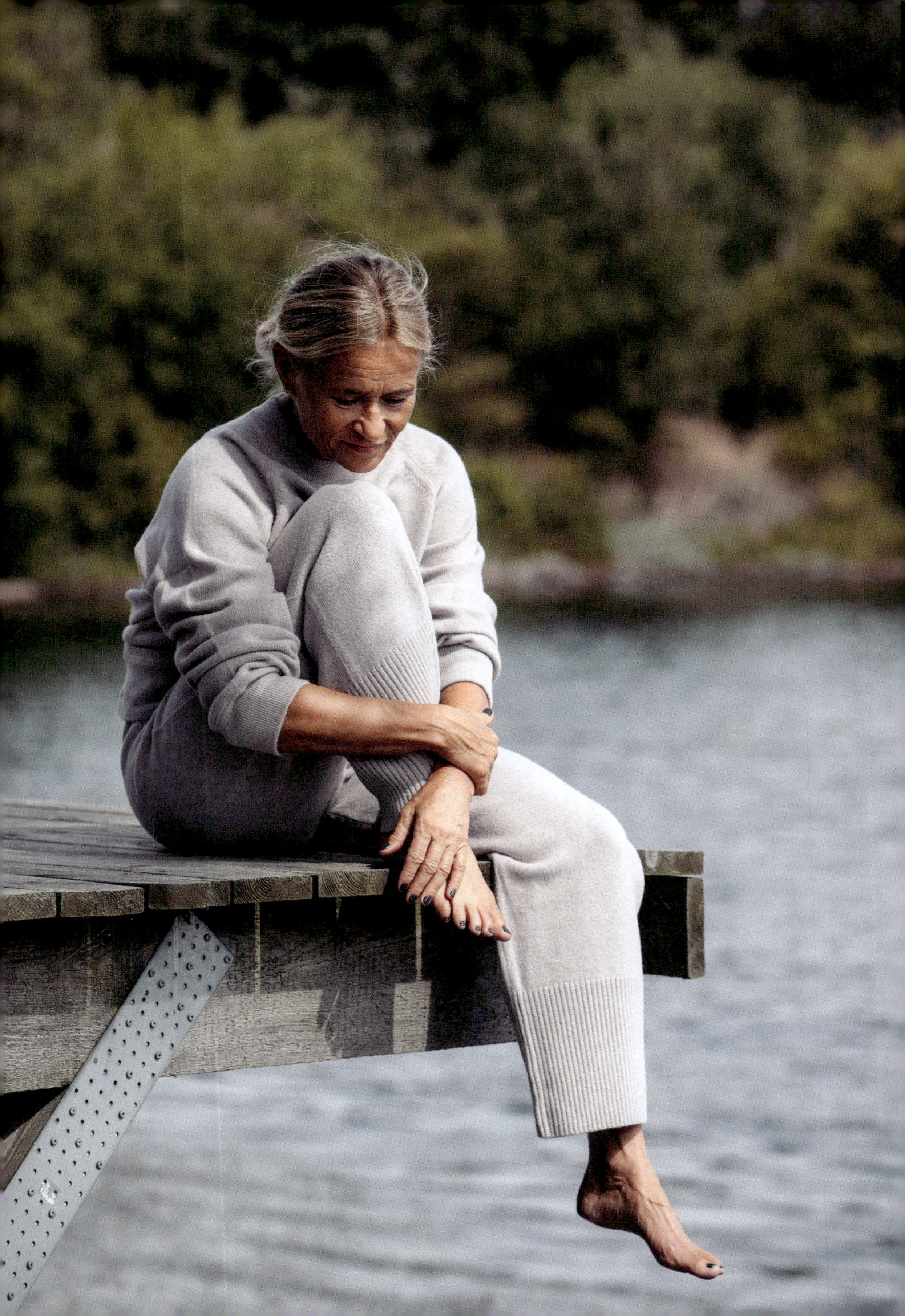

INHALT

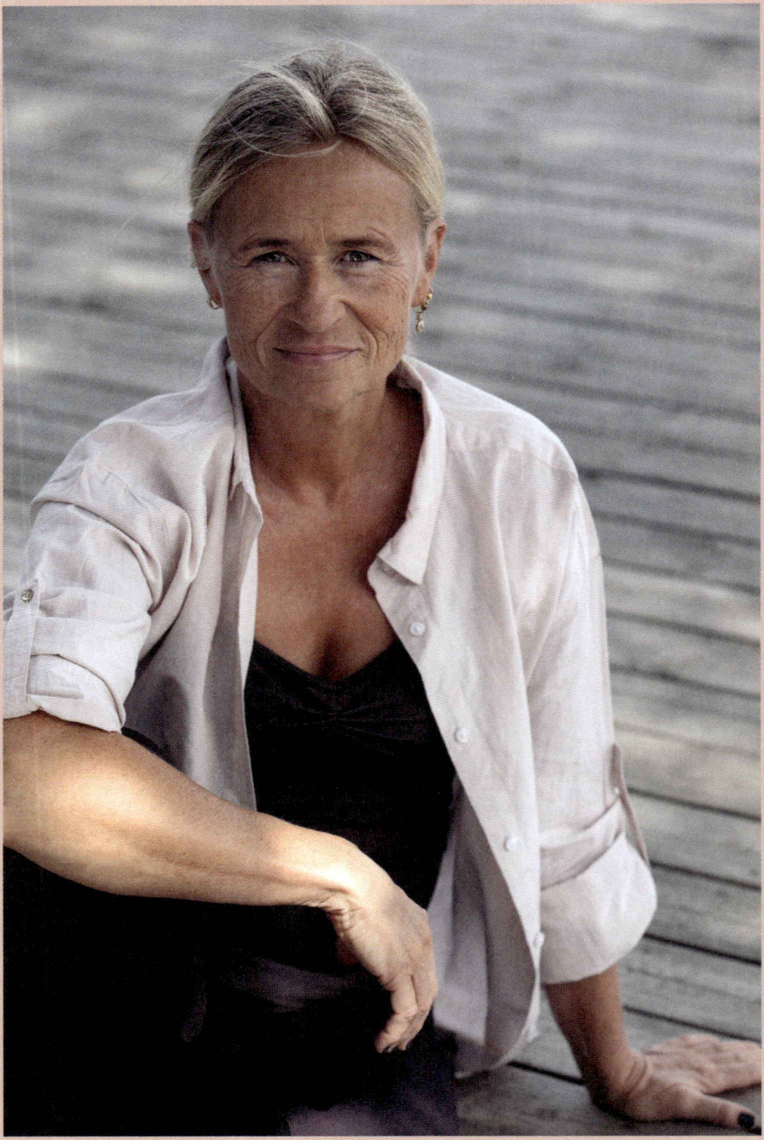

WENN DIE HORMONE VERRÜCKT SPIELEN

Wer hätte gedacht, dass die Wechseljahre und die damit verbundenen Beschwerden heute immer noch tabu sind? Dabei ist es eine völlig natürliche Phase im Leben jeder Frau – genauso natürlich, wie die erste Menstruation. Dazu gibt es genügend Informationen, man nimmt Rücksicht und manche gratulieren der jungen Frau sogar zur neuen Lebensphase. Warum nicht auch bei den Wechseljahren? Und kann man in dieser Phase einfach nur still leiden und darauf warten, dass sie vorbeigeht? Wohl kaum. Ich glaube, dass es viele Wege zu besseren Wechseljahren gibt – und einer davon ist Hormonyoga.

Unser Körper produziert das gesamte Leben hindurch die Hormone, die uns zu Frauen machen. Wenn unsere Hormone im Gleichgewicht sind, denken wir kaum an unsere Hormonproduktion, wahrscheinlich ist uns gar nicht klar, wie wichtig das hormonelle Gleichgewicht für unser Wohlbefinden ist. Erst wenn die Hormone aus der Balance geraten, schenken wir ihnen die Aufmerksamheit, die sie verdienen. Dann bemerken wir nämlich, wie wichtig sie für unser Wohlbefinden und unsere Lebensqualität sind.

Es gibt mehrere Möglichkeiten, die Hormonproduktion auszubalancieren, Yoga ist eine davon. Ich unterrichte eine sehr einfache und effektive Methode. Sie besteht aus sieben Aufwärmübungen und einer Sequenz von 14 Yogaübungen, die alle hormonproduzierenden Drüsen stimulieren. Eine kurze Meditation rundet alles ab.

Hormonyoga kann vielen helfen, die Hormonproduktion ins Gleichgewicht zu bringen und anzuregen. So kann sich der Körper langsam daran gewöhnen, dass die Hormonproduktion allmählich nachlässt, statt einen »Schock« zu bekommen, weil der Hormonspiegel sich plötzlich verändert. Das führt zu einer »weicheren Landung« mit weniger oder milderen Beschwerden und höherer Lebensqualität – durch die gesamten Wechseljahre hindurch.

Ich gebe Workshops zu Hormonyoga, in denen man an einem Wochenende die Übungen erlernt, sodass man sie zu Hause ausführen kann. Die Teilnehmerinnen haben Resultate erzielt, die ich nicht für möglich gehalten hätte: Bereits nach dem ersten Workshoptag hatten viele seltener Hitzewallungen und schliefen besser. Bei mehreren kehrte die Menstruation – die, wie zu diesem Zeitpunkt zu erwarten, schon aufgehört hatte – zurück, als sie mit Hormonyoga anfingen, und hörte wieder auf, sobald der Körper im Gleichgewicht war, also genauso, wie es sein soll. Außerdem bekomme ich immer wieder Rückmeldungen über mehr Energie, größeres Wohlbefinden, bessere Laune, einen kräftigeren Beckenboden und wiedergefundene Libido.

Es gibt so viele Arten von Wechseljahren, wie es Frauen gibt, daher kann auch die Wirkung von Hormonyoga von Frau zu Frau sehr unterschiedlich sein. Aber meine Erfahrung ist, dass Hormonyoga bei der überwiegenden Mehrheit einen positiven Effekt hat.

Doch mit Hormonyoga ist es wie mit jedem anderen Training – von nichts kommt nichts. Man läuft keinen Marathon, wenn man nicht schon viele Kilometer in den Beinen hat, und es braucht viele Stunden auf dem Platz, um gut Tennis oder Golf zu spielen. So ist es auch beim Hormonyoga: kein Training, kein Effekt! Der entscheidende Erfolgsfaktor ist regelmäßiges Praktizieren, am besten drei- bis viermal pro Woche.

Wenn man mit der Yoga-Sequenz und dem Flow der Übungen vertraut ist, dauert das gesamte Programm ungefähr 30 Minuten. Ich weiß natürlich, dass für die meisten Zeit knapp ist, aber es ist eine richtig gute Investition, Zeit fürs Hormonyoga zu reservieren, wenn man an Hormonschwankungen leidet.

Hormonyoga eignet sich nicht nur für Frauen in den Wechseljahren, auch wenn ich mich vor allem auf diese Lebensphase konzentriere. Man profitiert von den Übungen, egal ob man bereits in den Wechseljahren ist, einen unregelmäßigen Zyklus hat, an prämenstruellem Syndrom (PMS) leidet, Schwierigkeiten hat, schwanger zu werden oder andere Beschwerden erlebt, die von hormonellem Ungleichgewicht ausgelöst werden. Auch nach den Wechseljahren ist es eine richtig gute und einfache Yogaroutine, die den Körper gelenkig hält und für ein größeres Wohlbefinden sorgt.

Abschließend ist es mir wichtig, zu betonen, dass Hormonyoga von allen ausgeübt werden kann, auch wenn man bisher noch kein Yoga gemacht hat, weil die Übungen relativ einfach sind. Solltest du jedoch irgendetwas nicht ganz verstehen, es zu technisch oder unklar finden, dann folge den Anweisungen so gut wie möglich. Mit der Zeit wird es leichter, und das Training wirkt auch, wenn man die Technik noch nicht hundertprozentig beherrscht.

Ich wünsche dir richtig viel Spaß dabei!

Lone Hunæus

MEIN WEG ZUM HORMONYOGA

Als ich 1996 mit Yoga anfing, war ich nicht auf der Suche nach einem höheren Sinn oder nach mir selbst, ich war spirituell nicht sonderlich interessiert. Über Yoga wusste ich eigentlich kaum etwas, aber ich hatte Madonnas Oberarme gesehen und gelesen, dass sie Yoga machte. Solche Oberarme wollte ich auch. Also ging ich hin!

Die ersten Monate zogen sich. Ich langweilte mich brav, machte auf der Matte weiter, in der Hoffnung auf einen Körper wie Madonna – vergeblich! Dazu gehörte doch mehr, also hörte ich mehrmals auf. Aber jedes Mal, wenn ich eine Yogapause machte, war es, als zöge mich eine größere Kraft zurück auf die Matte. Wenn ich Yoga praktizierte, fühlte ich mich besser und stärker, körperlich wie psychisch, sodass es schließlich zu einem festen Teil meines Lebens wurde.

Damals, in den 1990er-Jahren, war ich in meinen Dreißigern, hatte eine Führungsposition im Marketing und drei kleine Kinder, und Stress wurde immer mehr zum Normalzustand. Aber Yoga war mein treuer Helfer und Begleiter, und ich bin mir sicher, dass meine Yogapraxis der Grund war, warum ich in der anstrengendsten Phase meines Lebens nicht vor lauter Stress zusammenklappte.

Als ich auf die 50 zuging, war ich neugierig, wie Yoga mir in der nächsten Lebensphase helfen und mich stärken könnte. Während meiner damals schon 15-jährigen Yogapraxis hatte ich ja sowohl die physische wie psychische Wirkung von Yoga erlebt, und war sicher, dass Yoga mir auch guttun würde, wenn ich mich den Wechseljahren näherte. Damals bedeuteten die Wechseljahre eigentlich noch nichts für mich, auch wenn meine Freundinnen oder Yogaschülerinnen sie immer wieder erwähnten. Ich wusste nicht viel darüber, aber mir fiel auf, dass sie sich auf die Lebensqualität der Betroffenen auswirkten.

Als ich dann auf die brasilianische Yogalehrerin Dinah Rodrigues stieß und ihre Methode ausprobierte, zweifelte ich keinen Moment an ihrer Wirksamkeit. Mir gefiel ihr direkter Zugang zum Yoga – keine

Mystik, sondern nachgewiesene Ergebnisse und Dokumentation in Form von Fallstudien, die auf ihren vielen Schülerinnen basierten. Dinah Rodrigues' Yogapraxis bot ihnen eine »weiche Landung«, wenn die Wechseljahre sich einstellten.

Damals unterrichtete ich schon Hatha- und Kundaliniyoga, und da das Hormonyoga aus diesen beiden Yogaformen entstand, dachte ich, es wäre ein natürlicher Teil meiner lebenslangen Yogaweiterbildung. Deswegen schenkte ich mir zu meinem 50. Geburtstag die Yogalehrerausbildung bei Rodrigues.

Mit 52 Jahren war für mich noch alles in Ordnung. Ich hatte keinerlei Wechseljahressymptome und war davon überzeugt, dass ich dank meines neuen Lebensstils von allen Beschwerden verschont bliebe. Ich hatte nämlich sieben Jahre zuvor meinen herausfordernden Job aufgegeben und einiges in meinem Leben verändert, sodass ich jetzt meinen Traum lebte, Yoga unterrichtete und ein recht ausgeglichenes Leben führte.

Die Kinder waren schon ausgeflogen, und eigentlich genoss ich es, dass ich jetzt mehr Zeit hatte, mich auf mich selbst zu konzentrieren. Es gefiel mir, dass ich nach vielen Jahren als dreifache Mutter meine eigenen Bedürfnisse nun an die erste Stelle setzen und mir meine Zeit selbst einteilen konnte. Mein Mann und ich fanden, dass ein neues Abenteuer anstand, und beschlossen, das Familienzuhause nach vielen Jahren zu verlassen, um Neues zu wagen.

Wir zogen aus einem großen Haus mit Garten in eine Wohnung in Kopenhagen ... und das veränderte alles für mich. Es war furchtbar anstrengend, 25 Jahre meines eigenen Lebens einzupacken. Wir mussten den Speicher leer räumen, der voll von all dem war, was wir als Familie angesammelt hatten, wir mussten uns von den Spielsachen der Kinder verabschieden und von all unseren Erinnerungen an eine jetzt vergangene Zeit. Das wirkte sich körperlich wie psychisch auf mich aus, und von einem Tag auf den anderen lag ich nachts meistens wach.

Ich habe schon immer einen guten Kontakt zu mir und meinem Körper gehabt, aber das Gefühl, das ich jetzt empfand, war vollkommen neu und komplett fremd. Als hätten mich mein treuer Körper und meine starke Psyche verraten. Zunächst kam ich gar nicht auf die Idee, dass die Wechseljahre begonnen hatten.

Ich hatte das sichere Gefühl, dass Yoga mich vor allem bewahren würde. Doch trotz meiner Yogalehrerausbildung und obwohl ich Hormonyoga-Workshops hielt, hatte ich damals keine durchgängige oder intensive Hormonyogapraxis. Meine Zeit im Yogastudio verbrachte ich mit Unterricht, nicht damit, selbst Hormonyoga zu praktizieren. Und das erklärte auch, warum ich mich so fühlte, wie ich mich fühlte. Mein Körper war in einem hormonellen Schockzustand, und das, was ich erlebte, war weit entfernt von einer »weichen Landung«. Trockene Schleimhäute, Blasenentzündungen, Schlafprobleme und Hitzewallungen waren die schlimmsten Symptome und das Ergebnis eine deutlich schlechtere Lebensqualität.

Erst nach einer Weile ging ich zu meiner Gynäkologin, die mir sagte, dass ich in den Wechseljahren war. Sofort wurde meine Motivation fürs Training eine ganz andere. Ich wollte vor allem, dass die Beschwerden aufhörten, und arbeitete wie verrückt auf der Matte. Dasselbe Muster erlebe ich bei meinen Schülerinnen: Je schlechter es einem geht, umso motivierter trainiert man.

Das Training half, und die Beschwerden klangen etwas ab, aber schließlich entschied ich mich für eine Hormonersatztherapie, und diese Kombination funktionierte bei mir. Durch diese bittere Erfahrung habe ich gelernt, und ich empfehle dir, mit Hormonyoga anzufangen, bevor die Beschwerden zu heftig werden. Sprich auch mit deiner Ärztin über die Möglichkeit einer Hormonersatztherapie oder andere Formen der Unterstützung, denn manchmal muss man ein Thema aus verschiedenen Perspektiven angehen. Das Wichtigste ist, dass man die individuell passende Lösung findet.

SPRICH OFFEN ÜBER DIE WECHSELJAHRE UND TEILE DEINE ERFAHRUNGEN.

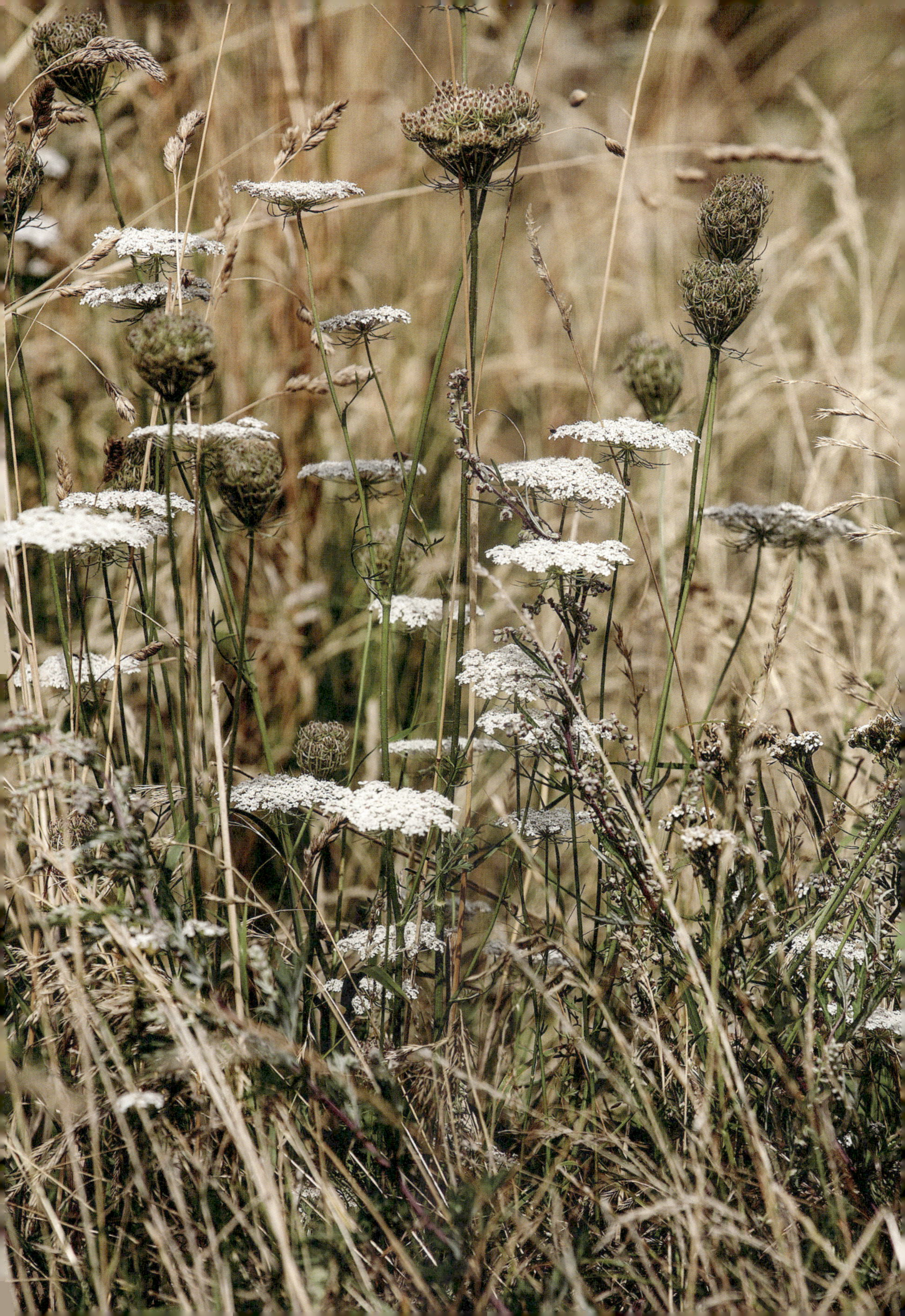

ZEIT DER VERÄNDERUNG

Die Wechseljahre sind für die meisten Frauen mit vielen Veränderungen verbunden, körperlich wie seelisch. Vielleicht kennst du das Gefühl, plötzlich in einem fremden Körper zu stecken? Früher hast du durchgeschlafen, jetzt liegst du da, wartest auf den Morgen und stehst mit dem Gefühl auf, kein Auge zugemacht zu haben. Die Lust auf Sex schwindet, die Schleimhäute sind trocken, Haut und Haare sind nicht mehr, was sie mal waren. Es fühlt sich an, als wäre dein innerer Thermostat kaputt und würde ständig heizen. Deine Glieder schmerzen, das Herz pocht, und die Menstruation ist unregelmäßig oder bleibt ganz aus. Früher warst du fröhlich, jetzt ist es, als schöben sich Wolken vor die Sonne, was dich traurig macht und sogar zu Tränen rührt – ganz grundlos. Vielleicht fährst du aus der Haut wie ein Springteufel und weder du noch deine Liebsten erkennen dich wieder.

Die Wechseljahre und der Verlust der Fruchtbarkeit sind für viele Frauen schwer zu akzeptieren, weil sie zeigen, dass man nicht mehr jung und fruchtbar ist. Wenn die Kinder ausziehen, fühlen viele von uns sich nicht mehr gebraucht. Vielleicht hat man auch das Gefühl, dass die Karriere mehr hinter als vor einem liegt. Der bisher so zuverlässige Körper scheint nicht mehr derselbe zu sein. Der Partner versteht es nicht, vielleicht hat er selbst etwas Panik, und die Beziehung wird auf die Probe gestellt. Die eigenen Eltern sterben oder werden alt, krank und pflegebedürftig, und auch unter Gleichaltrigen werden Krankheiten häufiger. Du selbst bist in der Mitte des Lebens angelangt – Zeit für eine Bilanz.

Während man im Osten der Welt die Wechseljahre mit Weisheit und Freiheit verbindet, sind sie im Westen selbst heute noch ein Tabu. Die abnehmende Hormonproduktion wird fast ausschließlich mit Negativem verbunden, denn ewige Jugend und Fruchtbarkeit gelten als Qualitätsmerkmal, und alt zu werden findet niemand sexy. Schlaffe Haut und Falten führen nicht zu Ansehen – egal, wie lebensklug man auch sein mag.

Deswegen macht man fehlende Libido, schlaffe Haut, Schlafprobleme und trockene Schleimhäute auch nicht zum Gesprächsthema - das interessiert kaum jemanden. Über die Wechseljahre spricht man nur mit den engsten Freundinnen und oft nicht mal über alles. Ich bin immer wieder überrascht, wie still meine Mitschwestern doch sind. Dabei ist es wie bei einem Abszess: Man muss ihn öffnen, dann heilt er ab. Als Frauen sollten wir einander helfen und offen über all unsere Erfahrungen reden. Denn schon allein das Wissen, dass man nicht allein ist, kann die Symptome lindern.

Es ist vollkommen natürlich, in die Wechseljahre zu kommen - sie sind genauso natürlich wie die Pubertät. Doch über die Wechseljahre gibt es bei Weitem nicht so viele Informationen und Gespräche. Dabei kann es einem richtig schlecht gehen, körperlich wie psychisch, und das wird nicht besser, wenn die Umgebung nicht versteht, was los ist. Deswegen sind Offenheit, Gespräche und Diskussionen nicht nur für uns Frauen wichtig, sondern auch für unsere Angehörigen.

Gleichzeitig ist es wichtig, dass du selbst diese Lebensphase akzeptierst und willkommen heißt, statt mit Zähnen und Klauen dagegen anzukämpfen. Wir Frauen müssen alle durch diese Phase, man kann ihr nicht ausweichen, also mach das Beste daraus. Es kann ein schwieriger Lebensabschnitt sein - aber es ist auch einer, in dem man lebensklüger und freier ist. Das Glas wirkt vielleicht halb leer, aber vielleicht ist es tatsächlich halb voll? Wenn du Kinder hast, kannst du nach vielen Jahren, in denen du dich zurückgenommen hast, endlich an erster Stelle stehen. Du kannst bei der Arbeit aus viel Erfahrung schöpfen und hast nicht mehr so viel Stress mit Haus, Kindern und Arbeit wie als junge Frau. Diese Phase markiert den Übergang zu einer Zeit, in der du dich auf deine Bedürfnisse konzentrieren und die Früchte deiner Arbeit genießen kannst.

Wenn du also merkst, dass die Haut schlapp, die Haare dünner und die Kilos mehr werden, dann heiß all das mit einem Lächeln willkommen, sprich davon und lach darüber. Finde Kraft darin, in der Mitte des Lebens zu stehen, mit all dem Wissen, der Selbstsicherheit und Erfahrung, die dazugehören. Konzentriere dich nicht auf den Mangel. Mach stattdessen das Beste aus den Jahren, die vor dir liegen, und genieß das Leben.

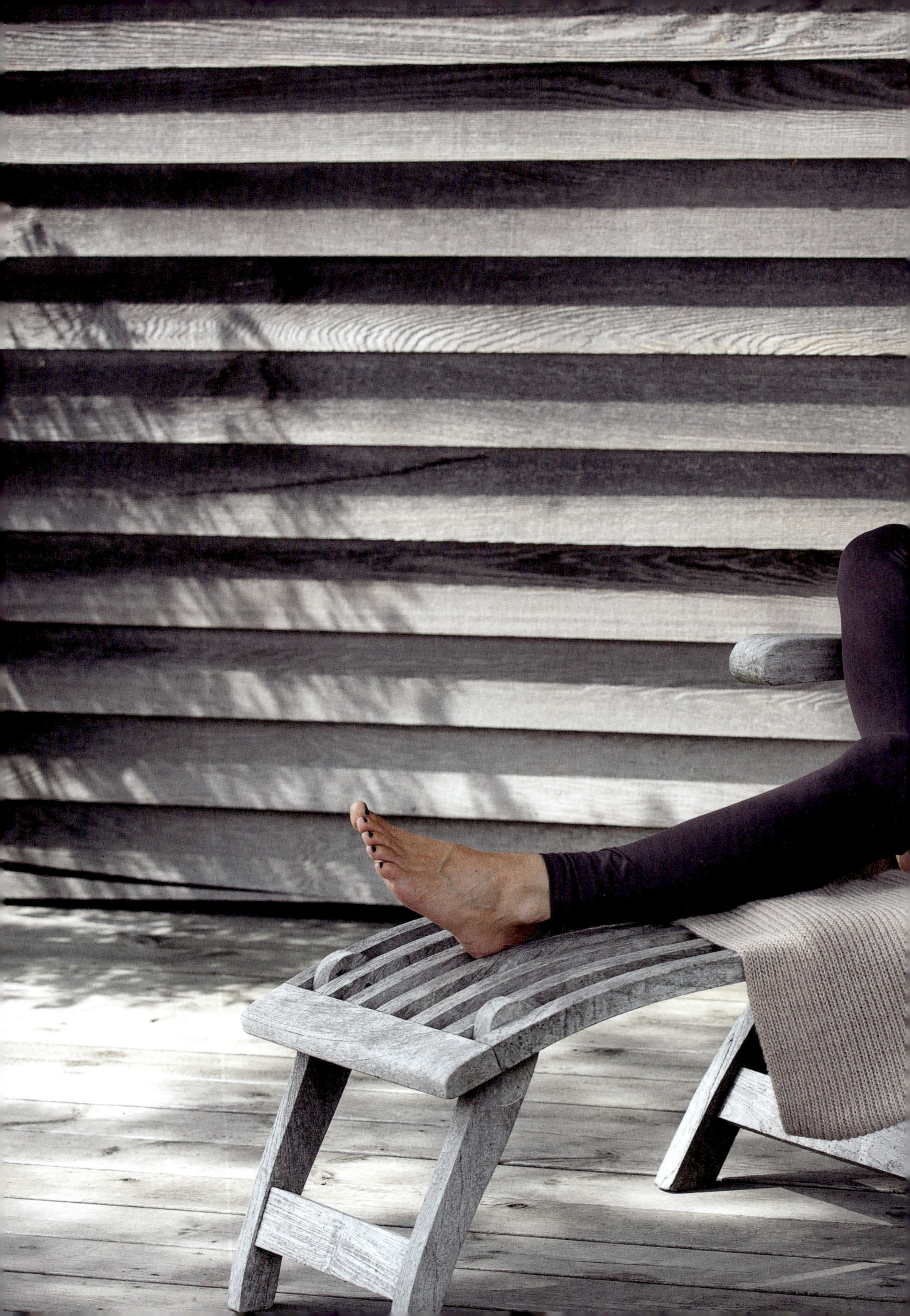

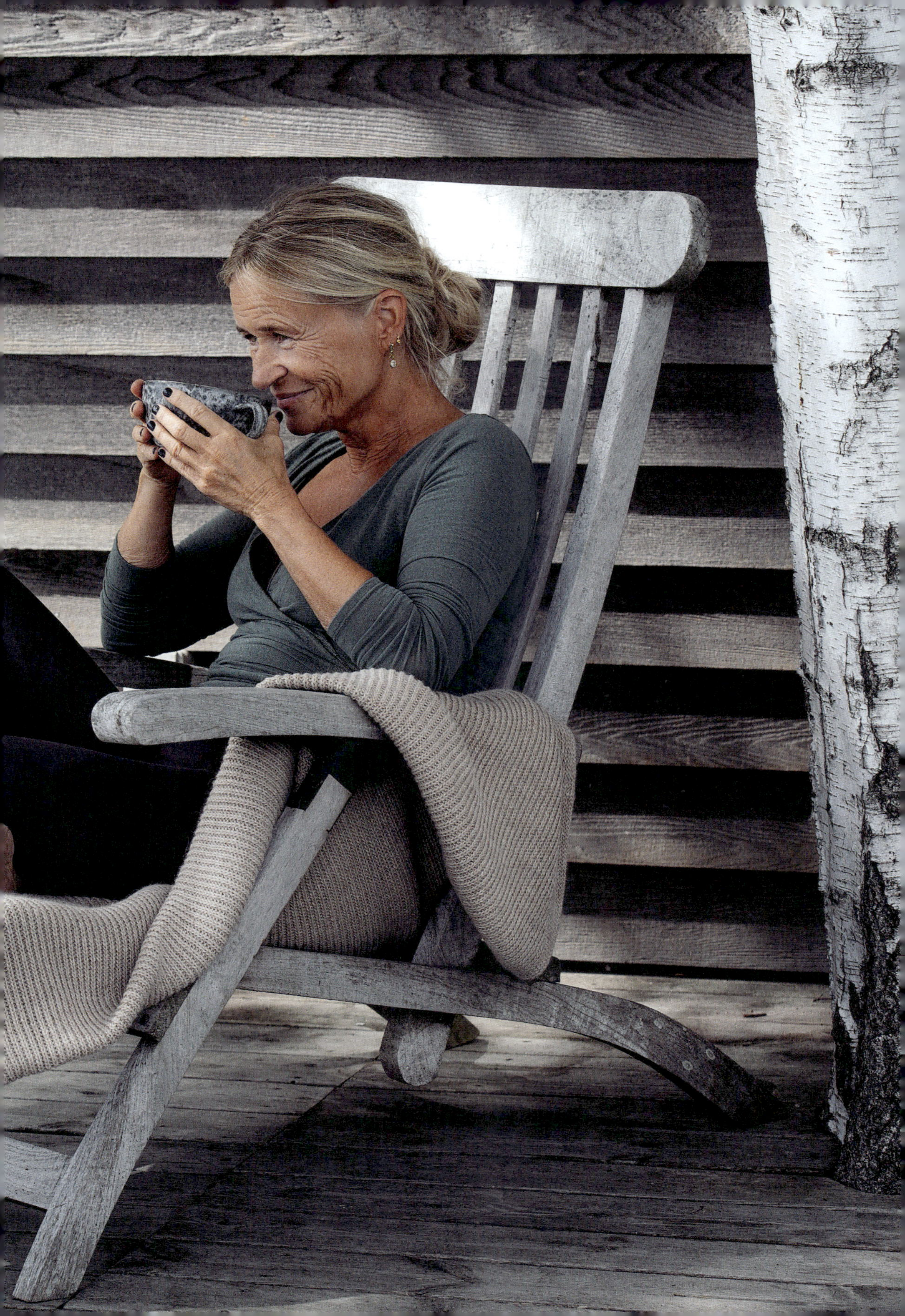

DIE VERÄNDERTE LEBENSQUALITÄT

Es gibt so viele Varianten der Wechseljahre, wie es Frauen gibt, und wir sind unterschiedlich stark davon betroffen. Die Wechseljahre kommen im Tempo des sinkenden Hormonspiegels. Der einen Frau stehlen sie ihr bisheriges Leben ganz allmählich, der nächsten von einem Tag auf den anderen – zum Beispiel durch ein traumatisches Erlebnis, eine Scheidung, eine neue Arbeit oder besonders viel Stress.

Falls die Wechseljahre noch vor dir liegen, wird es dich überraschen, wie wichtig Hormone für unser Wohlbefinden und unsere Lebensqualität sind. Wenn die Hormone im Gleichgewicht sind, geht es uns gut, und wir schlafen ruhig und ungestört. Wir brauchen keine Angst zu haben, dass uns mitten in einem wichtigen Meeting die nächste Hitzewelle überfällt, sodass die Seidenbluse durchnässt ist, dass wir schluchzend zusammenbrechen oder völlig grundlos sauer und gereizt sind. Wenn die Hormonproduktion dagegen hinunterfährt, reagiert der Körper auf die neue Situation, und genau diese Reaktion bemerken wir in Form von körperlichen und psychischen Beschwerden.

Laut der Deutschen Menopause Gesellschaft haben etwa 30 % der Frauen in Westeuropa keine oder nur minimale Wechseljahresbeschwerden, während die restlichen 70 % an unterschiedlich starken Beschwerden leiden. Manche haben über Jahre hinweg heftige Beschwerden, während andere deutlich weniger stark betroffen sind.

Körper und Seele hängen untrennbar zusammen, und entscheidend dafür, wie uns die Wechseljahre treffen, sind alle Aspekte des Lebens, das wir leben und gelebt haben. Das bedeutet unter anderem, was wir essen und trinken, ob wir Sport treiben und ob wir Stress haben. Es geben also nicht nur biologische Faktoren den Ausschlag dafür, wie unsere Wechseljahre verlaufen, sondern auch unsere allgemeine Lebensführung.

Wenn wir in den Wechseljahren sind, werden wir schneller aus der Bahn geworfen. Das, was wir früher problemlos essen, trinken oder tun konnten, kann jetzt die Symptome verschlimmern. Ein Glas Wein zu viel beim Essen kann zum Beispiel für noch schlechteren Schlaf sorgen oder für häufigere oder stärkere Hitzewallungen. Viele berichten auch, dass etwas Süßes am Abend ihren Schlaf beeinträchtigt.

Auch der Sport hat Auswirkungen auf die Stärke der Beschwerden, dabei kann gar kein Training genauso negative Wirkung haben wie zu viel Sport. Ich habe viele Frauen gesehen, die mit ungefähr 45 Jahren beginnen, besonders viel zu trainieren und zu laufen – vielleicht auf der Suche nach oder in der Hoffnung auf ewige Jugend. Sie werden dünner und dünner und hinterher sehen sie oft älter aus, als sie tatsächlich sind. Sie stressen ihren Körper, zehren ihn aus, und dadurch reduziert sich die Anzahl Fettzellen. Doch diese sind wichtig, weil sie auch Hormone produzieren.

Ich habe am eigenen Körper erlebt, dass Stress ein auslösender Faktor für die Wechseljahre sein kann, und höre immer wieder solche Beispiele, wenn ich mit meinen Schülerinnen spreche. Wenn du also gestresst bist oder es sogar schon lange bist, kann das der Grund sein, warum deine Beschwerden besonders stark sind.

Es kann aber auch passieren, dass die Beschwerden verschwinden, wenn du im Urlaub bist, um dann im stressigen Alltag wieder zurückzukehren. Achte mal darauf, ob Symptome wie zum Beispiel Hitzewallungen, Herzklopfen oder Schlafprobleme weniger werden, wenn du frei hast oder dir mehr Zeit für Ruhe nehmen kannst.

Schließlich spielen auch die Gene eine Rolle. Wenn du die Möglichkeit hast, dann frag doch mal deine Mutter, wie sie ihre Wechseljahre erlebt hat. So kannst du dich auf das vorbereiten, was dich erwartet. Aber aufgepasst, es kann sein, dass sie sagt, sie habe nichts Besonderes bemerkt – wir tendieren nämlich dazu, unangenehme Erfahrungen zu verdrängen. Oder sie findet vielleicht, wie so viele andere, dass man über so etwas nicht redet. Aber wenn du mal darüber nachdenkst, könnte es sein, dass deine Mutter früher eine Zeit lang besonders viel gelüftet hat oder plötzlich trauriger oder reizbarer war als sonst. Wahrscheinlich lag das an den Wechseljahren.

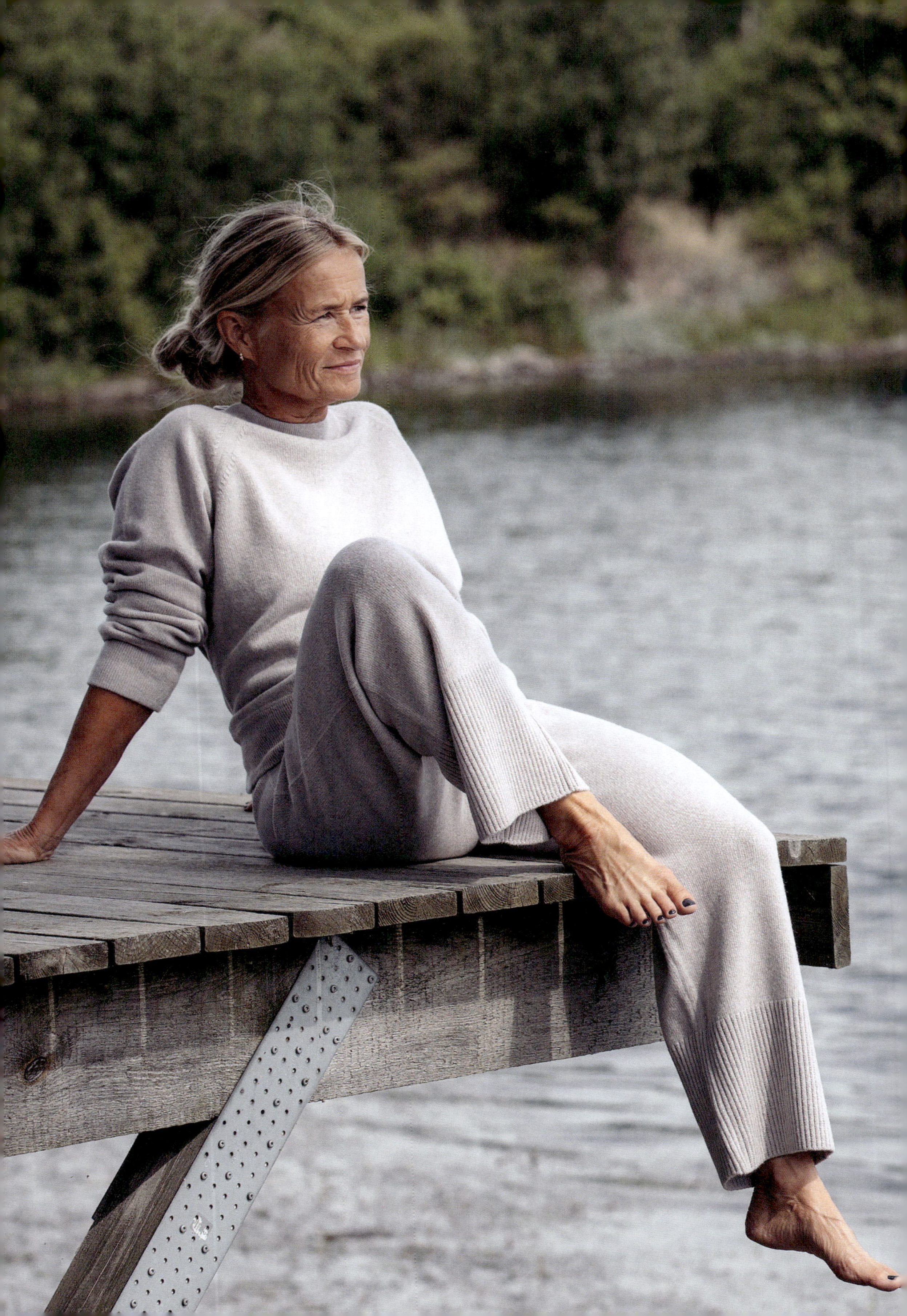

WENN DER HORMON-SPIEGEL SINKT

Wenn man sich den Wechseljahren nähert, spürt man meist körperliche und mentale Veränderungen. Eventuell wird die Schlafqualität schlechter, dir wird nachts heiß oder Haut, Haare und Nägel verlieren an Spannkraft. Vielleicht ist es dir nicht bewusst, aber all das sind Zeichen dafür, dass die Wechseljahre vor der Tür stehen.

Laut internationalen Studien erleben Frauen in Industrieländern die Menopause – den Zeitpunkt der letzten Menstruation – im Durchschnitt mit etwa 51 Jahren, doch das variiert von Frau zu Frau. Der Grund dafür ist, dass der Eivorrat, mit dem wir geboren werden, irgendwann aufgebraucht ist. Dann fällt der Spiegel der weiblichen Geschlechtshormone Östrogen und Progesteron. So wird die Menstruation unregelmäßiger und hört nach ein paar Jahren ganz auf.

Die Wechseljahre beginnen ein paar Jahre vor der Menopause. Wie lange sie dauern und wie stark die Beschwerden sind, ist sehr unterschiedlich. Manche Frauen haben über Jahre hinweg Beschwerden, während andere mit nur wenigen und kurzzeitigen davonkommen.

Wenn der Östrogenspiegel fällt, wirkt sich das unter anderem auf unsere Stimmung aus, auf die Fähigkeit unseres Körpers zur Temperaturregulierung und auf unsere Schleimhäute. Stimmungsschwankungen, Hitzewallungen und gereizte Schleimhäute sind die Folge. Auch unsere Haut sieht nun älter aus. Das liegt daran, dass sie weniger Kollagen enthält, wodurch sie nicht mehr so glatt und elastisch ist. Auch die Haare können dünner und matter werden.

Der Östrogenmangel hat auch oft Auswirkungen auf die Schleimhäute im Unterleib, die dünner und empfindlicher werden. Viele Frauen haben wegen trockener Schleimhäute Beschwerden. Das können Brennen, Jucken, Schmerzen beim Sex, häufigere Blasenentzündungen und Inkontinenz sein. Durch das niedrigere Östrogenniveau werden bei einigen Frauen auch die Schleimhäute in Augen, Nase und Mund trockener.

Zu den ernsteren Folgen der Wechseljahre gehört unter anderem ein erhöhtes Risiko für hohen Blutdruck und für Blutgerinnsel in Herz und Gehirn. Das liegt daran, dass durch den gesunkenen Östrogenspiegel das Risiko für Arterienverkalkung steigt.

Osteoporose kann ebenfalls eine Folge des sinkenden Östrogenspiegels sein, weil das Östrogen unsere Knochen nicht mehr schützt. Deswegen haben Frauen, die früh in die Wechseljahre kommen, ein größeres Osteoporoserisiko.

Progesteron beruhigt das Nervensystem und sorgt dafür, dass man leichter einschläft, es treibt auch die Fettverbrennung an und hebt die Stimmung. Daher ist es verständlich, dass ein sinkender Progesteronspiegel zu Unruhe, Schlafproblemen, Gewichtszunahme und Stimmungsschwankungen führt.

Die gute Nachricht ist, dass es Hilfe gibt! Und dass man viele Dinge tun kann, um besser durch die Wechseljahre zu kommen – oder in jedem Fall die Symptome zu lindern. Was jeweils zu Leben, Temperament und Einstellung jeder einzelnen Frau passt, ist unterschiedlich, aber sicher ist, dass du nicht still leiden musst, weil du glaubst, dass die Natur eben ihren Lauf nehmen muss und die Beschwerden naturgegeben sind. Für manche Frauen ist die Lebensqualität stark eingeschränkt, und das muss überhaupt nicht sein. Tun wir also was dagegen!

VIER VON FÜNF FRAUEN HABEN WECHSELJAHRESBESCHWERDEN. MANCHE WENIGER, ANDERE ÜBER JAHRE.

WECHSELJAHRESSYMPTOME

Es gibt viele Wechseljahressymptome. Manche sind physisch, andere psychisch, und nicht immer liegt es am Hormonmangel. Vielleicht wusstest du bei einigen gar nicht, dass sie ein Symptom sein können?

Wenn du magst, beobachte dich einen Monat lang und notiere die Intensität der Symptome von 0–3. Gibt es ein Muster? Und verändern sich die Symptome, wenn du Hormonyoga machst? Du kannst dafür die Tabelle auf Seite 138 nutzen.

- Angst, Nervosität oder Sorgen
- Blasenentzündungen
- brüchige Nägel
- Gereiztheit
- geringere Fruchtbarkeit
- geringere Libido
- Gewichtsveränderung/-zunahme
- Gliederschmerzen
- Haarausfall
- Herzklopfen
- Herz-Kreislauf-Erkrankungen
- Hitzewallungen
- Inkontinenz
- Jucken oder Kribbeln der Haut
- Jucken und Ausfluss
- kalte Füße
- Karpaltunnelsyndrom
- Konzentrationsprobleme
- langsames Denken
- Menstruationsstörungen
- Migräne oder Kopfweh
- Müdigkeit, Apathie und Mutlosigkeit
- Muskelschmerzen
- nächtlicher Harndrang
- Niedergeschlagenheit
- Osteoporose
- PMS
- Schlaflosigkeit
- schlechterer Geruchssinn
- schlechtes Gedächtnis
- Schmerzen beim Sex
- Stimmungsschwankungen
- trockene Haut
- trockene Schleimhäute
- Unruhe
- weniger Energie

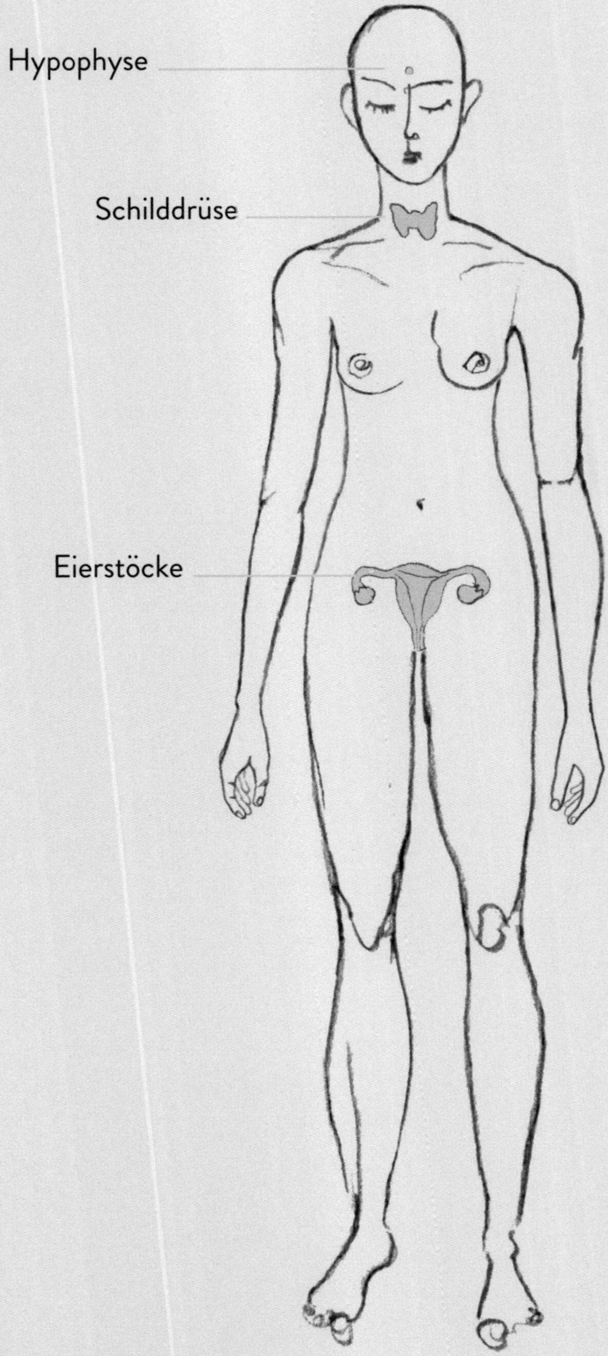

Die wichtigsten
hormonproduzierenden Drüsen

HORMONYOGA – EINE NATÜRLICHE HILFE

Das Ziel von Hormonyoga ist, Häufigkeit und Intensität von Wechseljahresbeschwerden zu reduzieren. Körperliche Aktivität hat generell eine lindernde Wirkung, und beim Hormonyoga arbeiten wir außerdem daran, die weiblichen Geschlechtshormone zu aktivieren und auszubalancieren, wenn sie abzunehmen beginnen.

Durch Hormonyoga kann man den Hormonspiegel natürlich nicht auf dasselbe Niveau bringen wie früher. Aber viele Frauen, die Hormonyoga praktizieren, machen die Erfahrung, dass die Hormonproduktion insgesamt langsamer und über einen längeren Zeitraum abnimmt, sodass der Körper nicht denselben Schock erleidet wie bei einem Abfall der Hormone innerhalb kürzester Zeit. Es gibt also weniger Symptome, weil sich der Körper nach und nach an die neue Situation gewöhnen kann.

Jüngere Frauen, die an hormonellem Ungleichgewicht leiden, aber noch nicht unbedingt in den Wechseljahren sind, merken, dass die Übungen der Hormonproduktion einen Schub verpassen.

Auch wenn dein Hormonhaushalt ausgeglichen ist, ist es nützlich, noch vor den Wechseljahren und bevor der Hormonspiegel drastisch abfällt, mit den Übungen zu beginnen. Dadurch ist die Wahrscheinlichkeit höher, ein gewisses Hormongleichgewicht beizubehalten, wenn die Wechseljahre beginnen.

Hormonyoga besteht aus 14 Yogastellungen aus dem Hatha- und Kundaliniyoga. Außerdem werden tibetische Energieübungen, Atemtechniken und einfache Meditationsübungen eingesetzt.

Beim Hormonyoga bringt man den Körper in Stellungen, die zusammen mit kräftigen Atemzügen einen inneren Druck auf die wichtigsten hormonproduzierenden Drüsen (Hypophyse, Schilddrüse und Eierstöcke) ausüben. Durch diese Art der Massage werden sie stimuliert und reaktiviert. Da die Nebennieren unter anderem

Sexual- und Stresshormone produzieren, die den Puls, den Blutdruck und andere wichtige Körperfunktionen kontrollieren, werden auch sie aktiviert, aber etwas weniger.

Die Yogaübungen sind zu einem Flow arrangiert, bei dem die eine Stellung zur nächsten überleitet, um die Drüsen in einer bestimmten Reihenfolge zu stimulieren: zuerst die Eierstöcke, dann die Schilddrüse und schließlich die Hypophyse.

Durch die Übungen werden nicht nur die hormonproduzierenden Drüsen beeinflusst, sondern der gesamte Körper. Du wirst merken, dass die vielen angenehmen Dehnübungen dich stärker und flexibler machen. Schnell wirst du auch die positive Wirkung von Atemübungen und Meditation auf den Körper und die Sinne bemerken.

BEWEG DICH, ABER NICHT ZU HEFTIG,
DENN DAS KANN DEN KÖRPER STRESSEN.
GEH SPAZIEREN, SCHWIMMEN ODER
MACH YOGA.

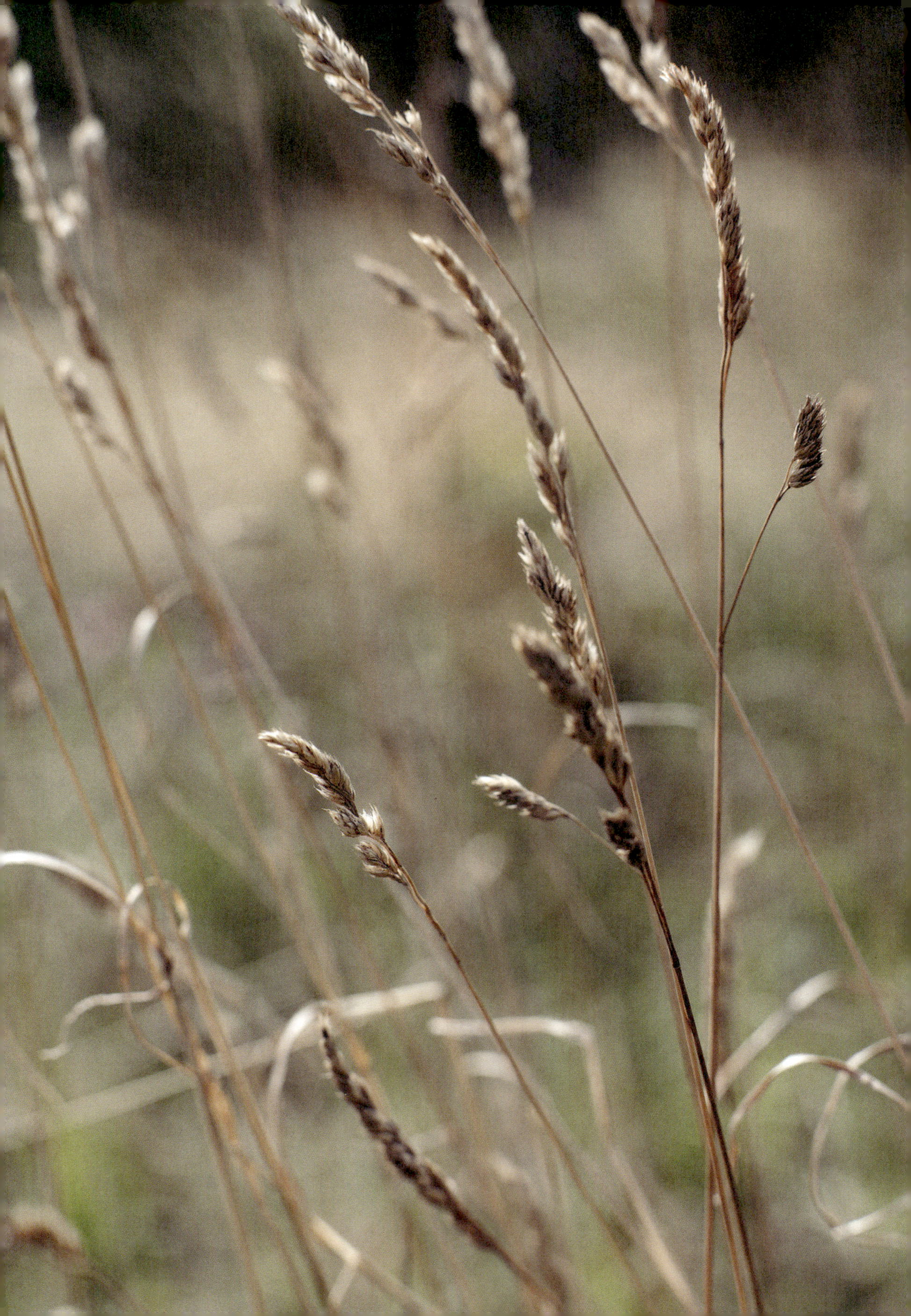

DIE STATISCHEN UND DYNAMISCHEN ÜBUNGEN DER HORMONYOGA-SEQUENZ SETZEN AUF MEHREREN EBENEN AN

AUF **PHYSIOLOGISCHER** EBENE

- aktivieren sie die Hormonproduktion
- lindern sie die Intensität der Wechseljahresbeschwerden
- schützen sie vor Krankheiten, die durch den niedrigeren Hormonspiegel verursacht werden

AUF **PHYSISCHER** EBENE

- stärken sie die Muskeln
- verbessern sie die Haltung
- erhöhen sie die Flexibilität und Beweglichkeit
- formen und stärken sie den Körper
- stärken sie die Knochen

AUF **PSYCHISCHER** EBENE

- helfen sie gegen Stress
- helfen sie gegen Schlaflosigkeit
- helfen sie gegen Stimmungsschwankungen und Depressionen

AUF **ENERGETISCHER** EBENE

- aktivieren sie die individuelle Energie
- fördern sie die Energieaufnahme
- reaktivieren sie die hormonproduzierenden Drüsen

Hormonyoga eignet sich für

- Frauen ab 35 (auch ohne hormonelles Ungleichgewicht)
- Frauen mit Wechseljahressymptomen
- Frauen mit hormonellem Ungleichgewicht, z. B. unregelmäßiger Menstruation, heftigem prämenstruellem Syndrom (PMS), Menstruationsschmerzen, bestimmten Formen der Unfruchtbarkeit u. a.
- Frauen mit polyzystischem Ovarialsyndrom (PCOS)
- Frauen mit verringerter Libido
- Frauen mit langsamem Stoffwechsel
- Frauen in der Postmenopause – u. a. für mehr Energie, erhöhte Libido, feuchtere Schleimhäute und besseren Schlaf

Hormonyoga eignet sich nicht für

- Frauen mit hormonabhängigem Krebs an Eierstöcken, Brust oder Gebärmutter oder mit erhöhtem Risiko dafür
- Frauen mit starker Endometriose
- Frauen mit fortgeschrittener Osteoporose
- Frauen mit großen Fibromen im Unterleib

Ein paar Regeln

Es wird nicht empfohlen, während der Menstruation Hormonyoga zu machen, denn die Yogaübungen wirken sich auf die Hormonproduktion aus und können daher den Zyklus stören. Auch wenn dein Östrogenspiegel nicht steigen sollte (z. B. wegen Brustkrebs), solltest du die Übungen nicht machen.

Respektiere deine körperlichen Grenzen und achte darauf, dass die Übungen nicht schmerzhaft sind. Sollten manche zu schwierig sein, sich falsch anfühlen oder schmerzen, dann mach sie nur, so gut du kannst. Das Wichtigste ist, dass du auf deinen Körper hörst und ihn zu nichts zwingst, was ihm nicht guttut. Behalte immer im Hinterkopf, dass wir daran arbeiten, die Hypophyse, die Schilddrüse und die Eierstöcke mit einer inneren Massage zu aktivieren, daher ist das Wichtigste, dass du bei den Übungen Druck darauf ausübst. Es ist nicht schlimm, wenn du die Übungen nicht absolut perfekt machst – sie wirken trotzdem.

Wenn du unsicher bist, ob du Hormonyoga verträgst, solltest du deinen Arzt fragen. Eine gute Faustregel lautet: Wenn man Hormonersatztherapie verträgt, dann auch Hormonyoga.

MIT 51 JAHREN HABEN FRAUEN IN WESTEUROPA TYPISCHERWEISE IHRE LETZTE MENSTRUATION.

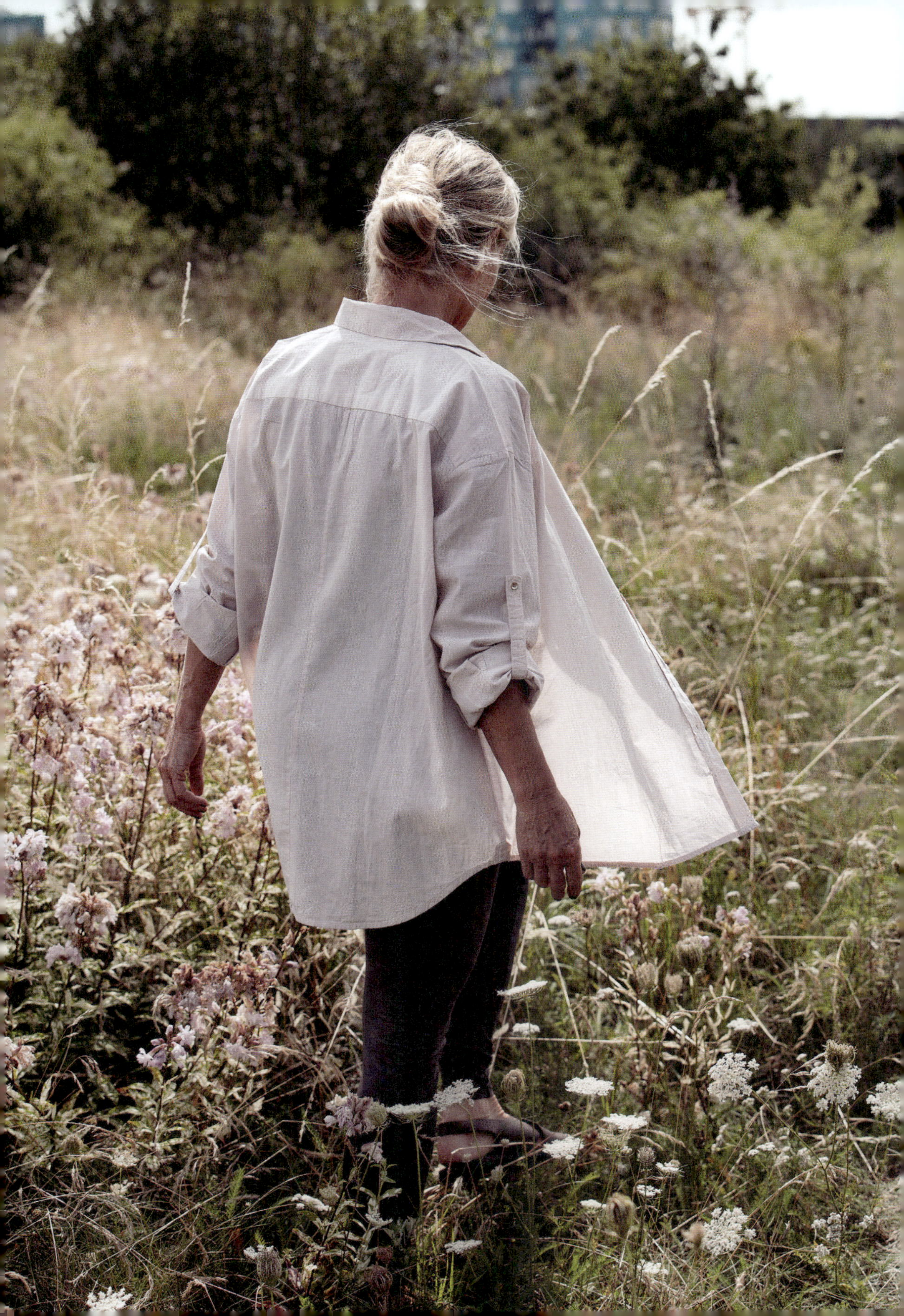

SO LEGST DU LOS

Hormonyoga ist einfach zu praktizieren, weil man dafür kaum etwas braucht. Eine Yogamatte ist gut, aber nicht zwingend nötig, es reichen auch ein Teppich und ein Kissen. Das Wichtigste ist, dass du überhaupt anfängst.

Du kannst Hormonyoga machen, wann und wo du willst, und die Übungen sind nicht schwierig. Was allerdings schwer sein kann, ist, die Trainingsdisziplin aufzubringen - also schlicht, es überhaupt zu machen. Meiner Erfahrung nach ist es einfacher, wenn man einen festen Termin dafür festlegt und mit sich selbst und seiner Familie abmacht, dass er respektiert und nicht verschoben wird.

Zeit ist bei uns allen immer knapp, aber die gesamte Übungssequenz dauert nur 30 Minuten, wenn man sie einmal beherrscht. Wenn es für dich passt, schlage ich vor, dass du deinen Wecker morgens eine halbe Stunde früher stellst, um jeden Morgen zur selben Zeit deinen Tag damit zu beginnen. Dann ist das Training erledigt, und du kannst mit neuer Energie in den Tag starten. Steckt man erst mal im Tagesprogramm, taucht immer irgendetwas auf, was dich am Praktizieren hindert, und abends ist man oft zu müde.

Außerdem ist es hilfreich, wenn du dort, wo du trainierst, eine schöne Umgebung und eine gute Stimmung schaffst. Such dir einen Platz, an dem du ungestört bist und Ruhe findest, zünde eine Kerze an, und mach aus der Yogasequenz eine Belohnung: Zeit für dich ganz allein.

Du erntest, was du säst - um eine spürbare Wirkung zu erzielen, empfehle ich dir, drei- bis viermal pro Woche zu trainieren. Falls dir das nicht möglich ist, dann ist zweimal besser als einmal, und sollte es eine besonders volle Woche sein, ist einmal besser als keinmal. Setz dir ein Ziel, das realistisch ist, und erweitere die Termine dann, wenn du mehr Zeit erübrigen kannst.

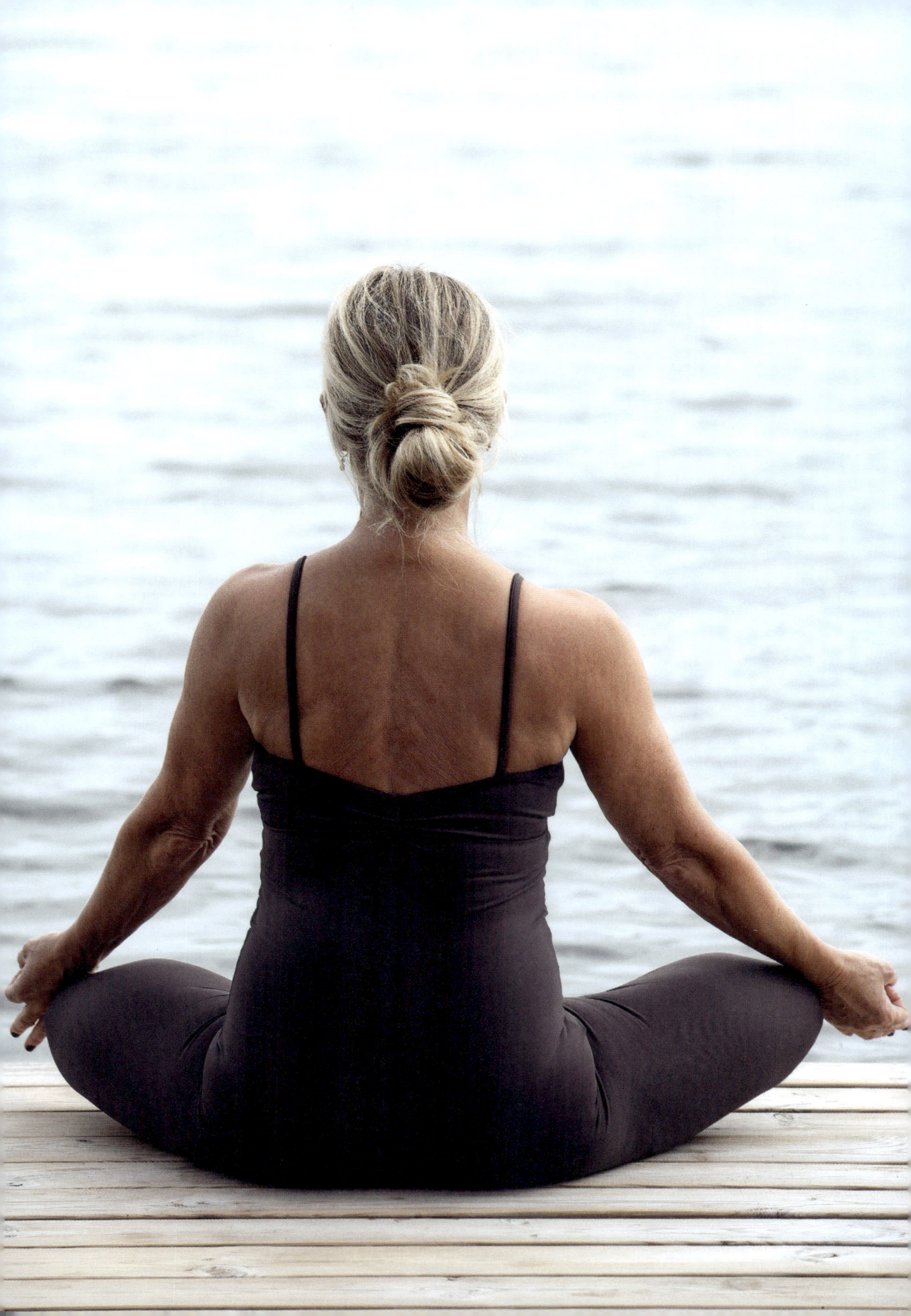

» DORTE

Ich war 35 und hatte gerade unser zweites Kind bekommen, da merkte ich, dass etwas in meinem Körper anders war. Ich hatte nachts Hitzewallungen und schlief schlecht. Ich war dreimal beim Arzt, aber jedes Mal hieß es, alles sei im Rahmen. Die Beschwerden blieben, und es kamen noch Gliederschmerzen und Gewichtszunahme am Bauch dazu.

Ich habe mich zu einem Hormonyoga-Workshop angemeldet und spürte sofort danach einen Unterschied: Ich schlief besser und hatte weniger Hitzewallungen. Ich machte zu Hause mit dem Training weiter, und nach ein paar Monaten waren die Beschwerden fast ganz verschwunden.

BASISTECHNIKEN

Die körperlichen Yogaübungen werden von zwei unterschiedlichen Atemtechniken begleitet, von drei sogenannten Körperverschlüssen und last but not least einer Energietechnik. Bevor wir mit der Übungssequenz loslegen, ist es wichtig, diese Techniken kennenzulernen.

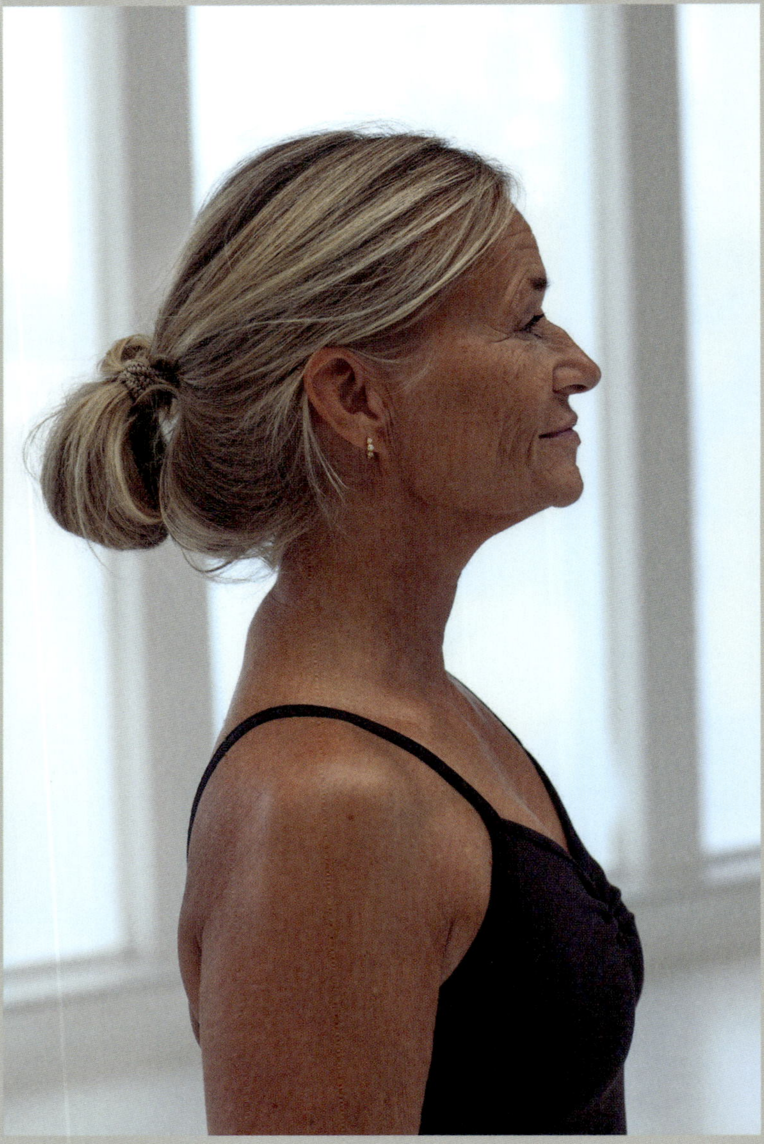

ATEMÜBUNGEN

Das Leben beginnt mit dem Einatmen und endet mit dem Ausatmen, und alle Atemzüge zwischen dem ersten und dem letzten sind entscheidend für unsere Lebensqualität. Viele meiner Schülerinnen haben vergessen, wie man atmet. Durch anhaltenden Stress sind ihre Atemzüge kurz, flach und landen in der Brust, sie atmen nicht tief und ruhig, wie es eigentlich sein sollte. Der Atem verbindet Körper und Geist, und ein ruhiger Atem führt dazu, dass Körper und Geist ebenfalls ruhig sind.

Im Hormonyoga arbeiten wir mit tiefer Bauchatmung, wenn der Körper zur Ruhe kommen soll. Die Ujjayi-Atmung nutzen wir, um die Schilddrüse zu aktivieren und die Lunge zu reinigen, während die rhythmische, kraftvolle Bhastrika-Atmung eingesetzt wird, um den Körper zu aktivieren und ihm neue Energie zu geben. Die Bhastrika-Atmung wird außerdem zur inneren Massage der Eierstöcke, der Schilddrüse und der Hypophyse genutzt.

Mithilfe der drei Atemtechniken können wir unsere Herzrate beschleunigen oder verlangsamen, den Blutdruck senken und die Körpertemperatur erhöhen, was den Stoffwechsel anregt.

Bauchatmung

Das ist eine tiefe und ruhige Atmung, bei der wir bis in den Bauch atmen. Sie ist sehr beruhigend, und wenn du Schwierigkeiten beim Einschlafen hast, kann es helfen, deine Aufmerksamkeit auf die Bauchatmung zu lenken, wenn du dich abends hinlegst.

So geht's: Beim Einatmen bis tief in den Bauch atmen. Achte darauf, wie sich der Bauch, dann der Brustkorb und schließlich die Schlüsselbeine beim Einatmen heben, und wie sich Schlüsselbeine, Brustkorb und Bauch beim Ausatmen wieder senken.

Ujjayi-Atmung

Bei dieser Atemtechnik werden die Stimmbänder teilweise geschlossen, sodass der Luftstrom im Hals etwas blockiert wird und ein leicht rauschendes oder schnarchendes Geräusch entsteht. Diese Atemtechnik stimuliert die Schilddrüse und reinigt die Lunge.

So geht's: Hinten im Rachen die Stimmbänder anspannen und leicht schließen, sodass der Luftstrom etwas blockiert wird. Beim Einatmen hört man jetzt ein rauschendes Geräusch im Hals.

Bhastrika-Atmung

Die Bhastrika-Atmung ist eine kraftvolle, rhythmische Bauchatmung, die Energie bringt und den gesamten Körper aktiviert. Sie massiert die inneren Organe, und das Hauptziel ist, die Eierstöcke zu stimulieren. Sowohl das Ein- wie das Ausatmen ist kraftvoll, aber man sollte sich vor allem auf das Ausatmen konzentrieren. Die Übungen werden im Takt der Atmung ausgeführt.

So geht's: Schnell durch die Nase einatmen (achte darauf, wie sich dabei der Bauch wölbt). Dann die Luft schnell auspressen, dafür die Bauchmuskeln anspannen, sodass der Nabel nach innen zur Wirbelsäule geht (achte darauf, wie sich der Bauch nach innen zieht). Den Brustkorb nicht aktivieren. Dann die Bauchmuskeln locker lassen, dadurch geschieht das Einatmen von allein.

Man atmet kraftvoll und rhythmisch im Takt der Bewegungen, in einem Tempo von ungefähr 70 Atemzügen pro Minute - achte darauf, immer durch die Nase zu atmen.

VERMEIDE STRESS – ER KANN EIN AUSLÖSENDER FAKTOR FÜR DIE WECHSELJAHRE SEIN.

VERSCHLÜSSE

Halsverschluss

Im Hormonyoga setzen wir den Halsverschluss ein, um die Energie zu halten oder an eine bestimmte Stelle zu leiten. Zusammen mit der Atmung übt der Halsverschluss einen Druck rund um die Schilddrüse aus, die auf diese Weise stimuliert wird.

So geht's: Den Nacken beugen, sodass das Kinn so weit wie möglich ans Brustbein kommt. Die Stellung so lange halten, wie in der Übung angegeben.

Bauchverschluss

Mit dem Bauchverschluss wird ein Vakuum im Körper geschaffen, das mehr Druck auf die Eierstöcke oder die Schilddrüse ausübt.

So geht's: Einatmen und vollständig ausatmen, bis die Lunge vollständig leer ist. Dann den Bauch einziehen, ohne dabei einzuatmen. Auf diese Weise entsteht ein Vakuum im Bauch. Die Luft so lange wie möglich anhalten. Dann den Bauch locker lassen und langsam einatmen.

Soweit nicht anders angegeben, wird durch die Nase ein- und ausgeatmet.

Wurzelverschluss

Beim Wurzelverschluss werden die Muskeln um den Anus und den Beckenboden fest angespannt, sodass die Energie im Körper bleibt.

So geht's: Den Beckenboden anspannen, als würdest du Urin anhalten wollen. Die Anspannung soll stabil und kräftig sein und so lange gehalten werden, wie es in der Übung angegeben ist.

Die Übung stärkt die Beckenbodenmuskeln – und ein gut trainierter Beckenboden schützt vor Inkontinenz.

DIE HORMONYOGA-SEQUENZ KANNST DU IN NUR 30 MINUTEN MACHEN, WENN DU SIE GUT BEHERRSCHST.

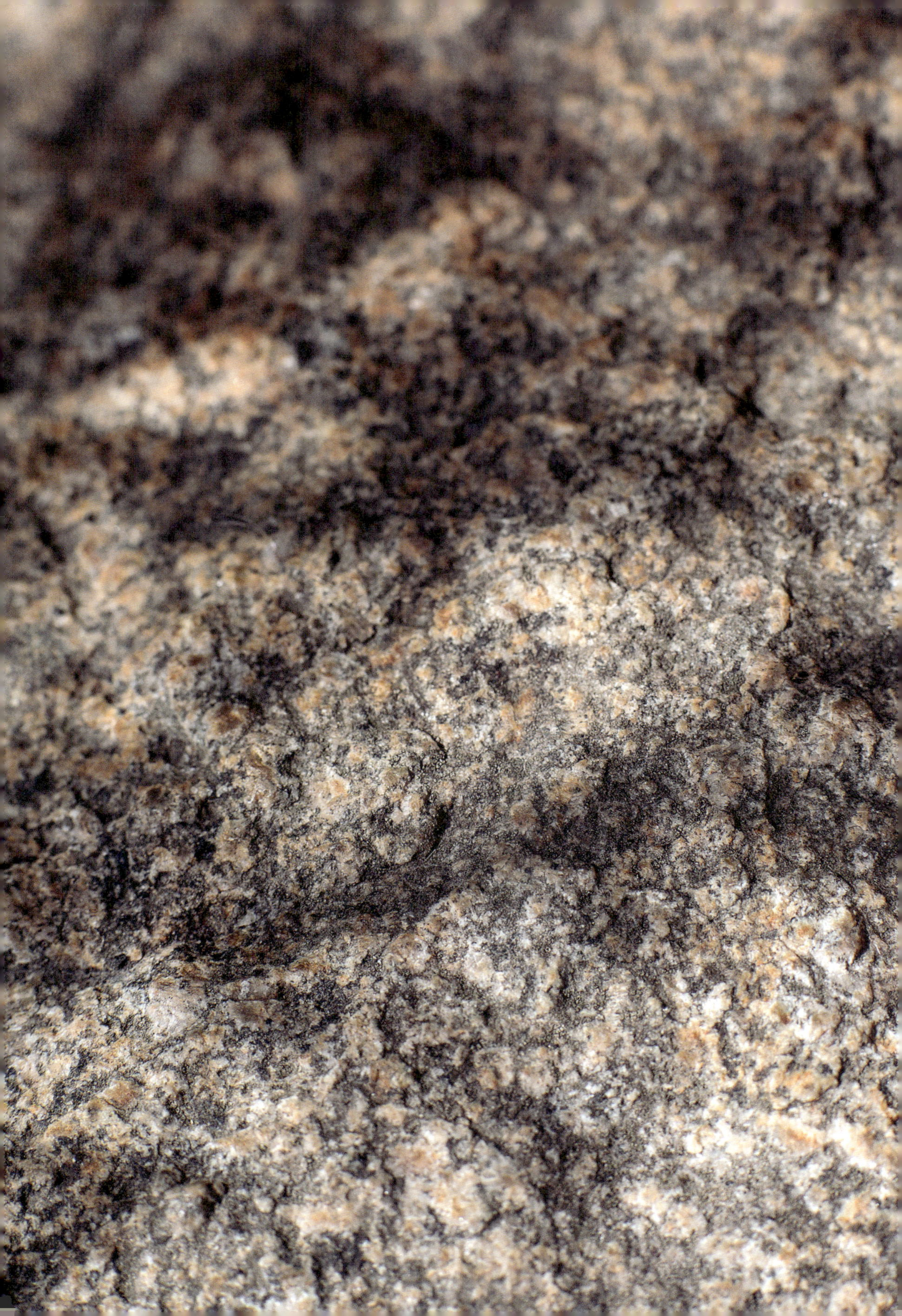

TECHNIKEN FÜR DEN ENERGIEFLUSS

Wenn man beim Yoga von Energie spricht, dann ist damit die Lebensenergie gemeint, die auch *Prana,* Vitalität oder Lebenskraft genannt wird. Lebensenergie steckt in allem, auch in der Natur. Kennst du es, dass du dich an manchen Tagen völlig kraftlos und an anderen voller Energie fühlst? In diesen beiden Zuständen hast du unterschiedlich viel Lebensenergie.

Jetzt fragst du dich vielleicht: Wie spüre ich diese Energie denn beim Training? Und wie kontrolliere ich sie? Mit der folgenden, einfachen Übung kannst du ein Gefühl für die Energie in deinem Körper entwickeln und sensibler für das werden, was in dir geschieht. Durch die Übung kannst du auch lernen, worauf du achten solltest, wenn du die Energie durch den Körper strömen lässt.

Es ist gut möglich, dass du zu Anfang gar nichts spürst, und das ist völlig in Ordnung. Die Übungen wirken trotzdem, denn die Energie ist da, auch wenn du selbst es nicht merkst.

So geht's: In Rückenlage beginnen. Die Füße entspannt zur Seite fallen lassen. Die Arme liegen seitlich neben dem Körper, die Handflächen sind nach oben gerichtet. Den ganzen Körper entspannen - Beine, Arme und Gesicht. Richte deine Aufmerksamkeit auf deine natürliche Atmung. Atme einfach, ohne etwas zu tun, du sollst nur beobachten.

Wenn du ganz entspannt bist, richte deine Aufmerksamkeit auf die Finger deiner linken Hand. Atme langsam ein, als würdest du durch die Finger der linken Hand einatmen.

Richte dann deine Aufmerksamkeit auf deine rechte Hand und atme langsam durch die Fingerspitzen der rechten Hand aus.

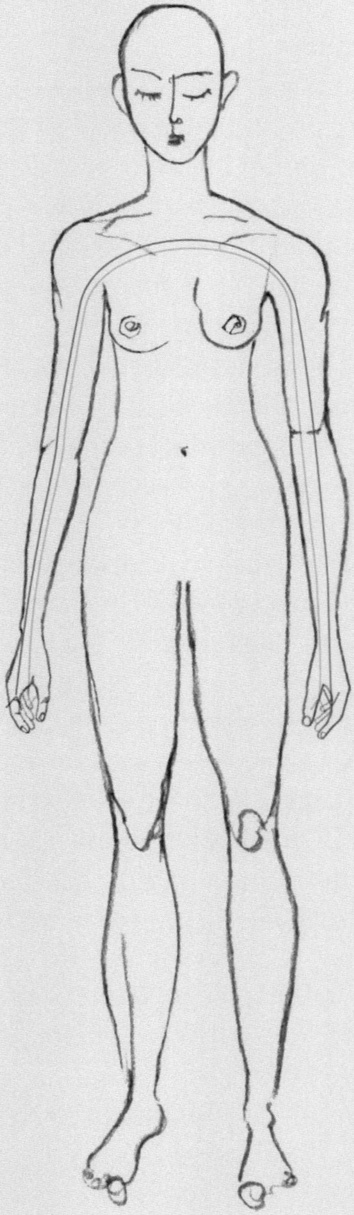

Dann atme durch die Fingerspitzen der rechten Hand ein und durch die Fingerspitzen der linken Hand aus.

Wenn du das ein paar Mal wiederholt hast, wirst du merken, wie die Energie durch die Fingerspitzen ein- und ausströmt.

Tibetische Energiearbeit

Wenn du die Energie im Körper aktiviert hast, kannst du sie mit Konzentrations- und Atemtechniken zu den gewünschten Drüsen lenken.

Die wichtigste Technik, die wir beim Hormonyoga einsetzen, ist die tibetische Energiearbeit. Sie wird bei praktisch jeder Übung genutzt, um die Wirkung zu verstärken. Dabei lenkst du die Energie durch deine Aufmerksamkeit an die Stelle, mit der du arbeitest, zum Beispiel zu den Eierstöcken.

Als ich der Technik das erste Mal begegnet bin, fand ich sie seltsam, außerdem spürte ich praktisch gar nichts. Dieselbe Reaktion erlebe ich oft bei meinen Schülerinnen. Meine langjährige Yogaerfahrung hat mir jedoch gezeigt, dass es nicht auf alles konkrete Antworten gibt und dass man darauf vertrauen muss, auf dem richtigen Weg zu sein. Die Energiearbeit wirkt, egal ob du etwas spürst oder verstehst, was da geschieht. Hör auf deinen Körper, dann wirst du im Laufe der Zeit spüren, was in ihm geschieht.

Es ist wichtig, die folgenden Schritte auswendig zu lernen und zu üben, bis du sie quasi im Schlaf kannst und sie ganz selbstverständlich nach jeder Übung machst. Die Zusammenfassung kann dir dabei helfen. So erinnerst du dich leichter daran, was zu tun ist, um die Energie im Körper zu lenken. Denk daran, dass die Bewegungen der Übungen in einem durchgehenden, gleitenden Flow gemacht werden.

So geht's: Einatmen und die Luft anhalten. Spüre, wie die Energie über die Wirbelsäule und bis zum Scheitelpunkt am Kopf und zum Punkt zwischen den Augen fließt.
Leg die Zungenspitze hinten im Mund an den weichen Gaumen und konzentriere dich auf die Nasenspitze.
Setze den Wurzelverschluss fest und kräftig, zähle dabei bis drei. Spüre, wie die Energie zur Nasenspitze fließt.
Richte deine Aufmerksamkeit nun auf die Stelle, mit der du arbeiten möchtest, z. B. auf den linken Eierstock.
Ausatmen, dabei Zunge und Wurzelverschluss lockern. Lenke die Energie an die Stelle, auf die du deine Aufmerksamkeit gerichtet hast.

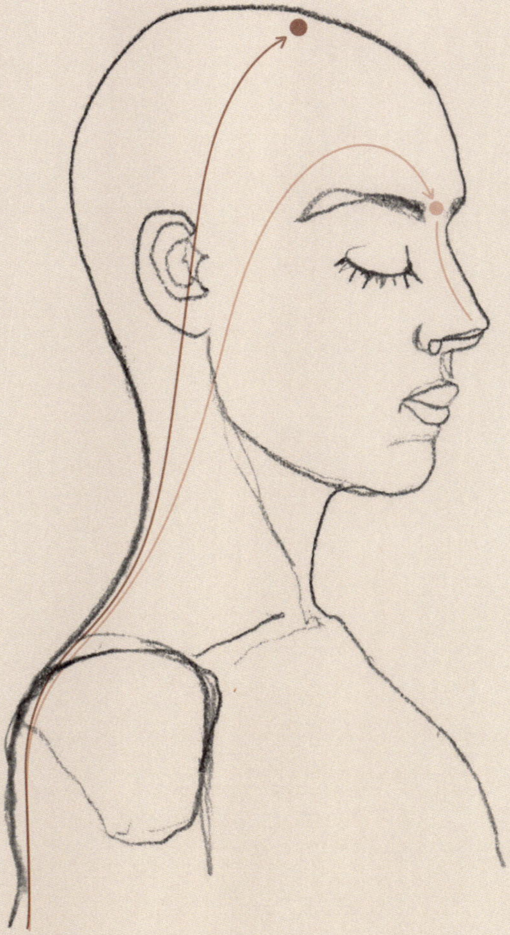

Zusammenfassung Energiefluss

1. Einatmen
2. Luft anhalten
3. Zungenspitze an den Gaumen
4. Konzentration auf die Nasenspitze
5. Wurzelverschluss und bis drei zählen
6. Eine Stelle fokussieren
7. Ausatmen und die Energie zur fokussierten Stelle schicken

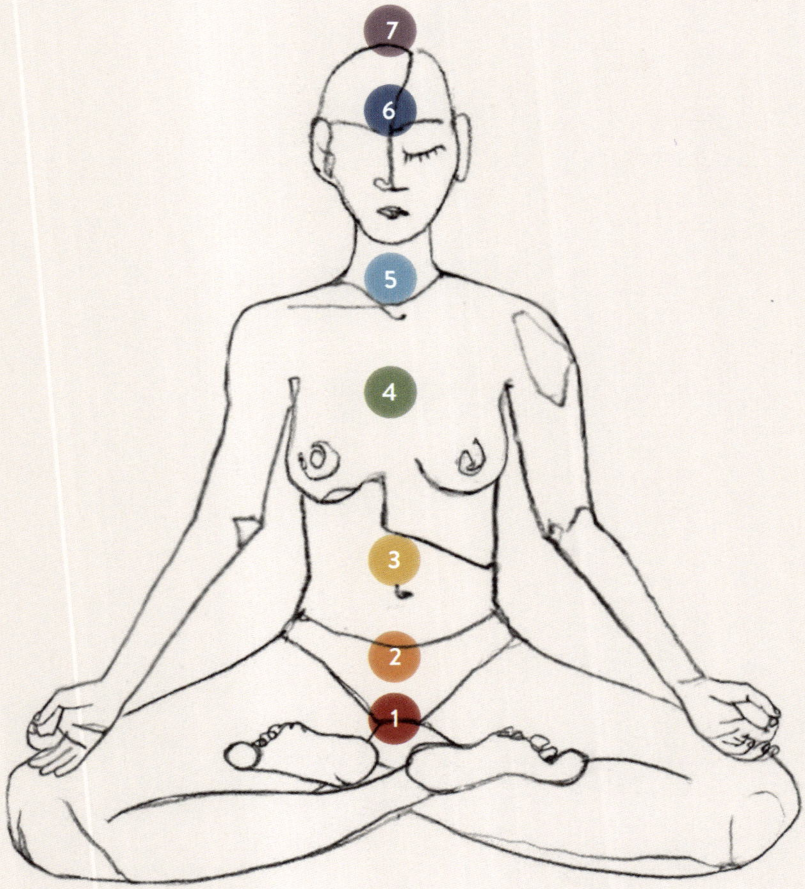

Die sieben Hauptchakren und
die entsprechenden hormonproduzierenden Drüsen

1. Wurzelchakra – Nebennieren
2. Sakralchakra – Geschlechtsorgane
3. Solarplexuschakra – Bauchspeicheldrüse
4. Herzchakra – Thymusdrüse
5. Halschakra – Schilddrüse
6. Stirnchakra – Hypophyse
7. Kronenchakra – Epiphyse / Zirbeldrüse

CHAKREN

Wenn wir über Energiefluss im Körper sprechen, sollten wir die Chakren nicht unerwähnt lassen, denn die Arbeit mit ihnen ist Teil einiger Übungen der Hormonyoga-Sequenz.

Die Chakren kann man sich als wirbelnde Energiezentren vorstellen, die Lebensenergie *(Prana)* für alle Körperfunktionen liefern. Es gibt sieben Hauptchakren. Sie befinden sich in der Körpermitte zwischen Beckenboden bis zu einem Punkt über dem Scheitel. Jedes Chakra steht in Verbindung zu einer hormonproduzierenden Drüse, zu Organen, Gliedern und Muskeln. Die Chakren nehmen Energie von außen auf, und durch eine Art Kreislauf wird sie dann im Körper verteilt.

Die Chakren stehen für verschiedene energetische Bereiche in unserem Körper. Dabei beziehen sich die unteren Chakren auf körperliche Aspekte, während die oberen eher spirituellen Aspekten zugeordnet sind.

Im Hormonyoga arbeiten wir mit den hormonproduzierenden Drüsen, und links kannst du sehen, welche Chakren mit welchen Drüsen verbunden sind. Beim Hormonyoga arbeiten wir mit dem 1., 2. ,5. und 6. Chakra.

Wenn dir all das zu abstrakt ist, mach dir weiter keine Gedanken. Egal, ob du es verstehst oder nicht, die Energie fließt und die Übungen wirken. Findest du dagegen, dass das wirklich spannend klingt, und möchtest du gern mehr darüber erfahren, so kannst du dich in eine Unmenge an Literatur zu den Chakren vertiefen.

» HELLE

Die ersten Symptome habe ich so um die 50 bemerkt. Es waren Hitzewallungen, schlechter Schlaf und innere Unruhe. Die Symptome variierten in der Stärke, aber tauchten vor allem frühmorgens auf. Mir fiel schnell auf, dass Kaffee, Zucker und Alkohol die Symptome verschlimmerten, ich versuchte also, darauf zu verzichten, aber das war nicht immer leicht.

Obwohl ich keinerlei Yogaerfahrung hatte, probierte ich es mit Hormonyoga, das ich gut umsetzen konnte. Direkt nach dem Wochenendworkshop habe ich zu Hause mit dem Training begonnen. Ich habe die Übungen auswendig gelernt, indem ich eine nach der anderen eingeübt und sie dann nach und nach ergänzt habe.

Ich habe das Programm genutzt, um den Symptomen die Spitze zu nehmen und die innere Unruhe zu lindern, wenn es mir am schlechtesten ging. Es ist motivierend, dass ich die Wirkung der Übungen schnell merke und sie nur 30 Minuten dauern.

Heute sind meine Beschwerden seltener, aber es ist gut zu wissen, dass ich jetzt über ein wirksames Werkzeug verfüge, sollten sie zurückkehren.

YOGA NIDRA – BEWUSSTE ENTSPANNUNG

Yoga Nidra bedeutet »Schlaf des Yogi« und ist eine Technik, bei der man tiefe Entspannung erreicht. Durch Visualisierung kommt man in einen meditativen Zustand. Üblicherweise praktiziert man Yoga Nidra auf dem Rücken liegend, ohne jegliche körperliche Bewegung. Das Ergebnis ist eine tiefe Ruhe, physisch, mental und emotional.

Yoga Nidra trägt dazu bei, den ganzen Körper zu heilen und zu regenerieren, weil du dabei – in einem bewussten Zustand – zu vollständiger Entspannung findest. Dadurch wird das körperliche Gleichgewicht wiederhergestellt und die natürliche Tendenz zur Homoeostase, d. h. zur Erhaltung des eigenen Gleichgewichts, gestärkt.

So geht's: Leg dich bequem auf den Rücken, entspann dich und folge den Anweisungen der jeweiligen Übung (die Technik wird bei den Übungen 7, 13 und 14 eingesetzt).

STRESS KANN DIE SYMPTOME VERSTÄRKEN. DENK ALSO IMMER AN DIE MEDITATIONSÜBUNGEN – SIE ENTSPANNEN.

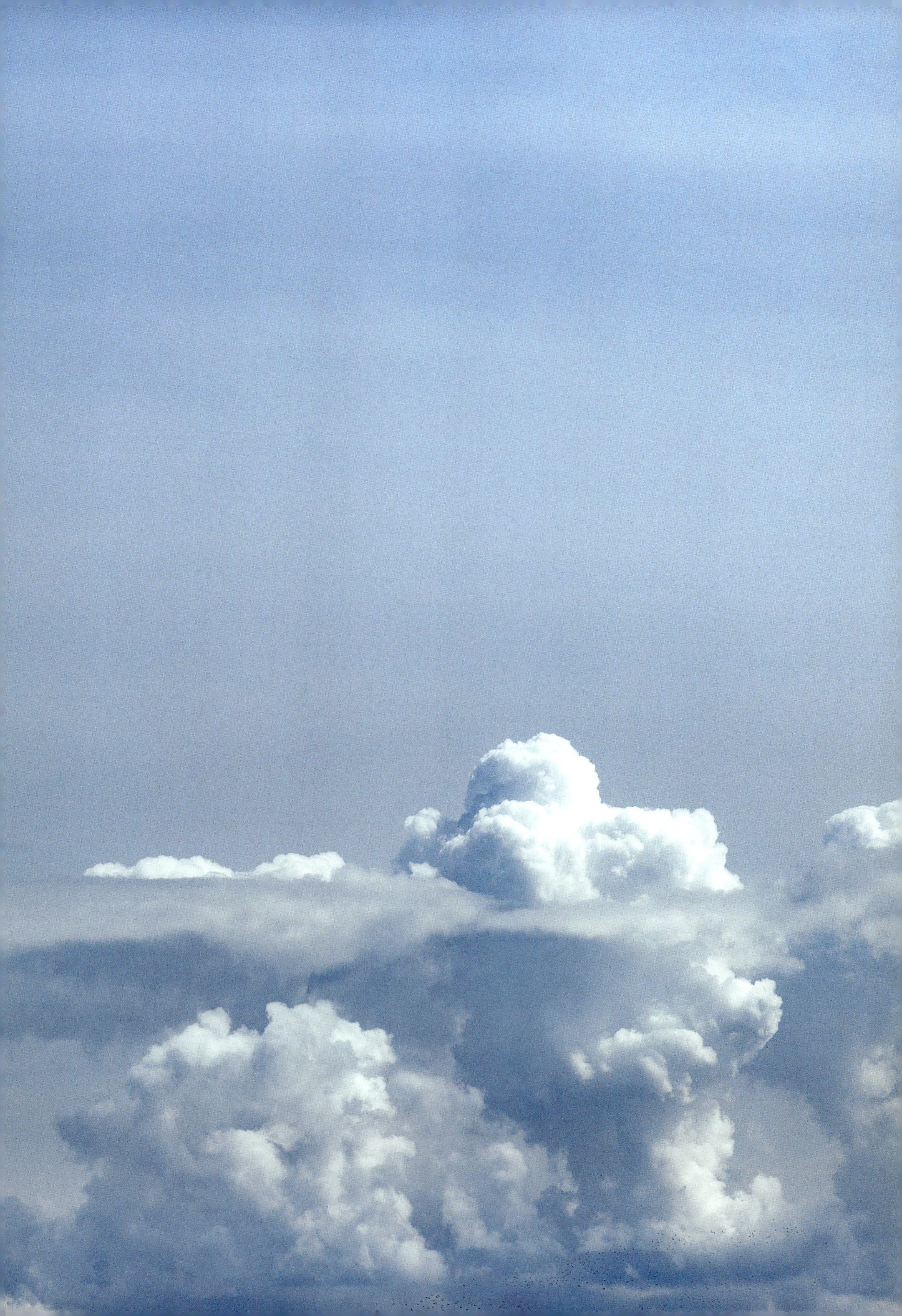

AUFWÄRM-ÜBUNGEN

Aufwärmübungen sind wichtig und dürfen nicht übersprungen werden. Sie bereiten den Körper auf die Yogaübungen vor, indem sie ihn aufwärmen, außerdem lösen sie Spannungen und aktivieren die Hormonproduktion.

ÜBUNG 1
SCHULTERN AUFWÄRMEN

Die Schultern aufwärmen

Aufrecht stehen, die Füße hüftbreit.

Die Finger verschränken, die Handflächen zeigen nach außen.

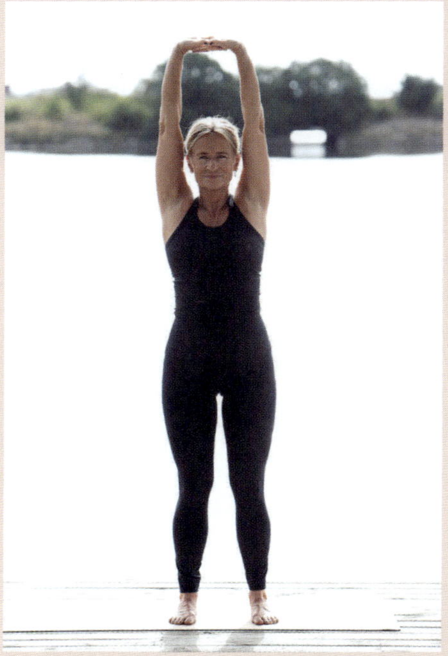

1. Mit Bhastrika-Atmung die Arme beim Einatmen über den Kopf strecken.

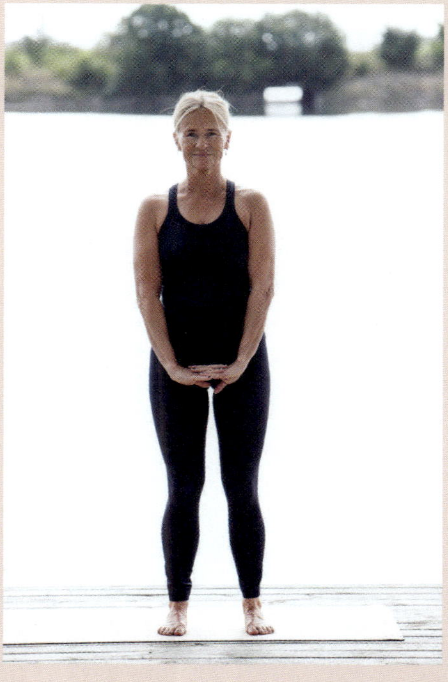

2. Mit Bhastrika-Atmung die Arme beim Ausatmen sinken lassen. Denk daran, beim Ausatmen den Nabel fest nach innen zu ziehen.

Die Übung siebenmal ausführen.

ÜBUNG 2

SEITBEUGE

Die Seiten dehnen

Aufrecht stehen, die Füße hüftbreit.

Die Finger verschränken, die Handflächen zeigen nach außen. Die Arme über den Kopf strecken.

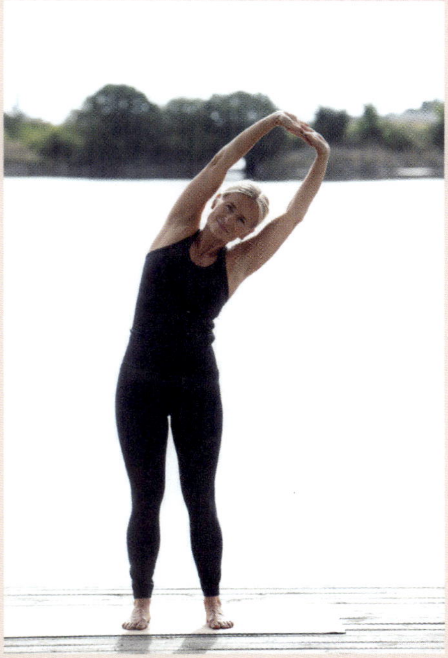

1. Mit Bhastrika-Atmung den Oberkörper beim Einatmen nach links neigen.

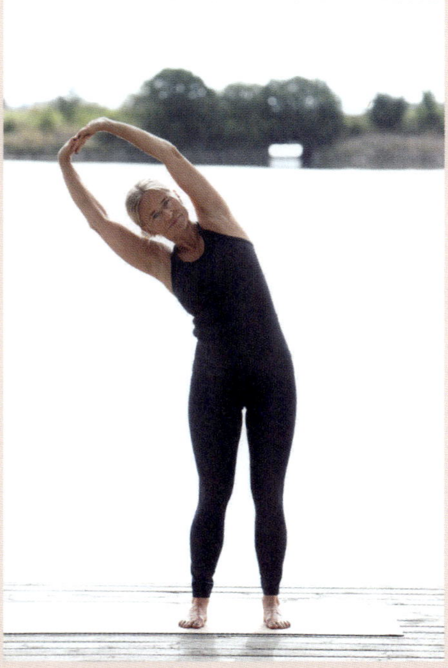

2. Mit Bhastrika-Atmung den Oberkörper beim Ausatmen nach rechts neigen.

Die Übung siebenmal ausführen.

Dann die Seite wechseln: Den Oberkörper beim Einatmen nach rechts neigen, beim Ausatmen nach links.

Auch zu dieser Seite die Übung siebenmal ausführen.

Übung 3

BECKENBEWEGUNG

Löst Spannungen in Hüften und Becken

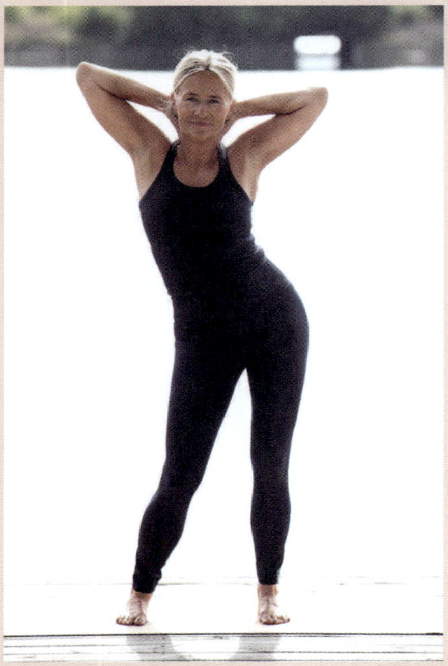

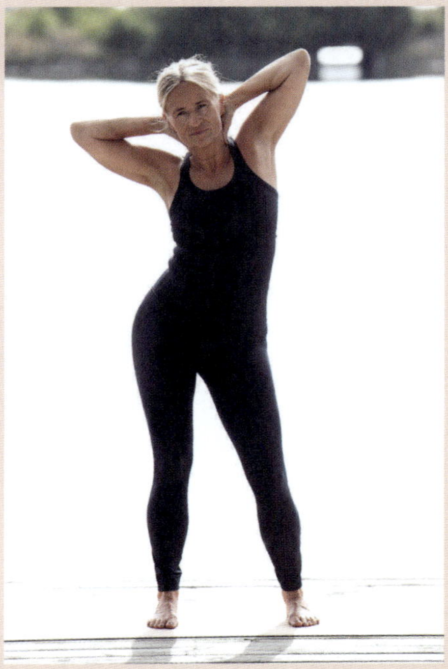

1. Aufrecht stehen, die Füße hüftbreit, die Knie leicht gebeugt.

Die Finger verschränken und die Hände in den Nacken legen.

Das Becken im Takt der Bhastrika-Atmung zur Seite bewegen:
Beim Einatmen das Becken nach links schieben, beim Ausatmen nach rechts.

Die Übung siebenmal ausführen.

Dann die Seite wechseln: Beim Einatmen das Becken nach rechts schieben, beim Ausatmen nach links.

Auch zu dieser Seite die Übung siebenmal ausführen.

Denk an
die kraftvolle
Bhastrika-
Atmung.

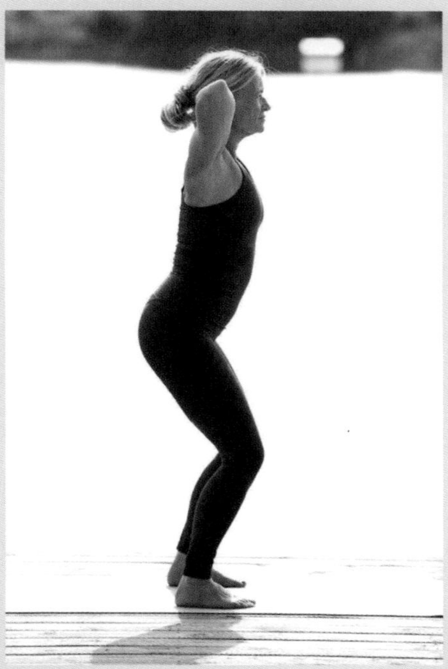

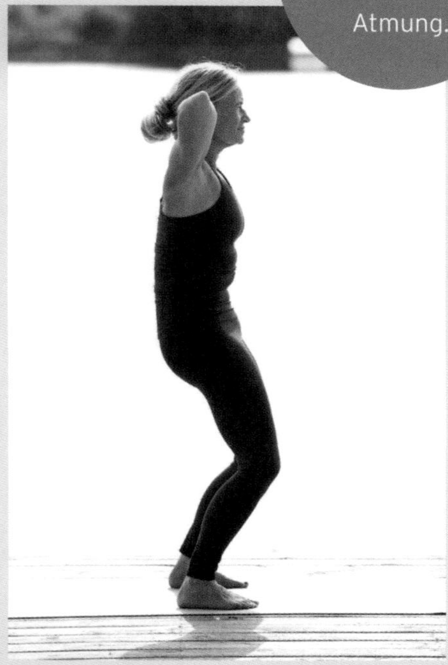

2. Wieder in die Ausgangsposition kommen.

Das Becken im Takt der Bhastrika-Atmung vor und zurück bewegen:
Beim Einatmen das Becken nach hinten kippen, beim Ausatmen das Becken aufrichten.

Die Übung siebenmal ausführen.

Übung 4

BEINDEHNUNG IM STEHEN

Dehnt die hinteren Beinmuskeln

Aufrecht stehen. Das rechte Bein vor dem linken kreuzen, sodass die Füße parallell zueinander fest auf dem Boden stehen. So drückt das vordere Bein das hintere etwas nach hinten und hält es gerade.

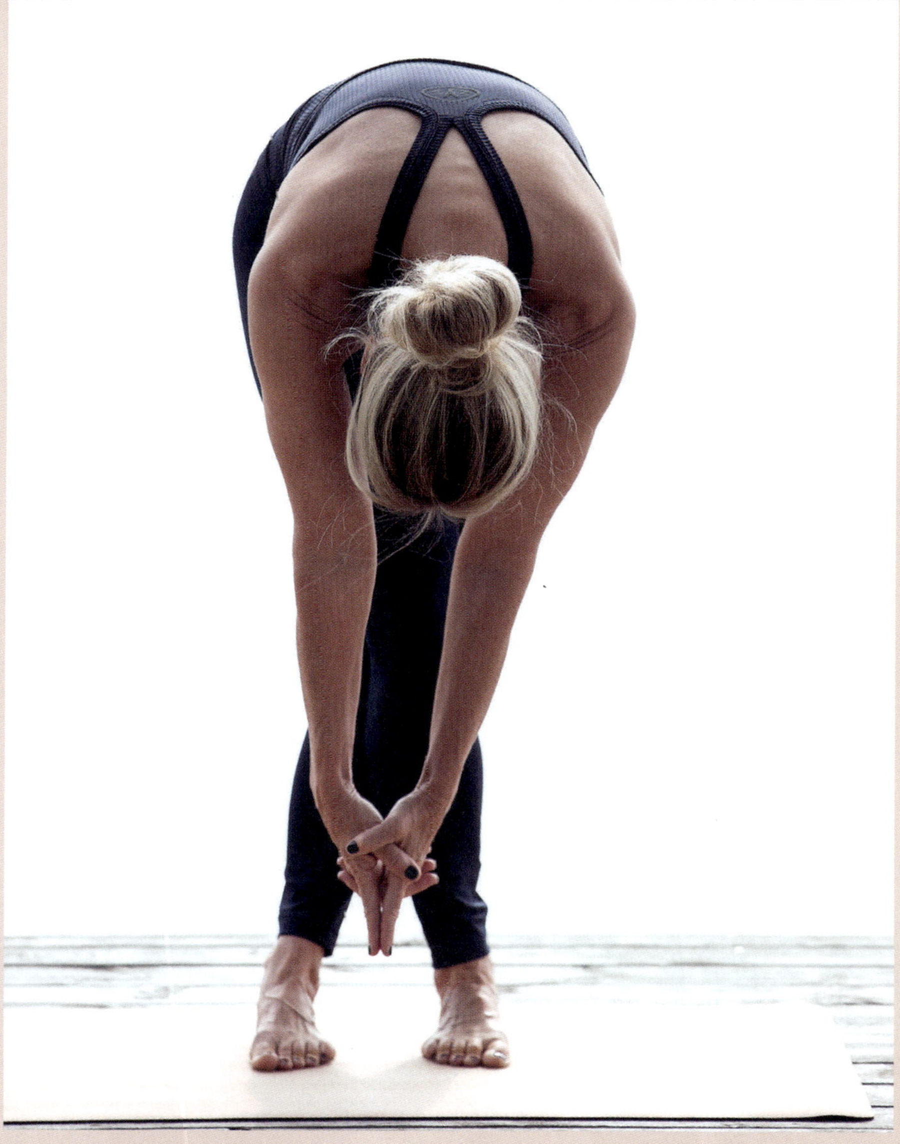

1. Die Finger verschränken, außer den Zeigefingern, die ausgestreckt werden. Die Arme über den Kopf heben und sich aus den Hüften nach vorn beugen.

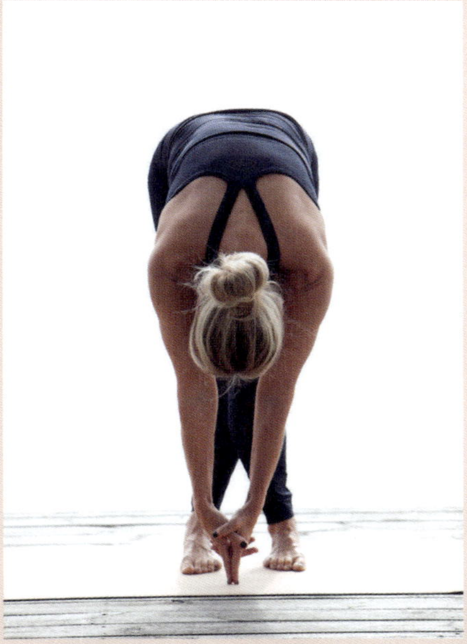

2. Im Takt der Bhastrika-Atmung den Oberkörper bewegen: Beim Einatmen den Oberkörper leicht anheben, beim Ausatmen etwa 10 cm weiter zum Boden sinken lassen.

Die Übung siebenmal ausführen.

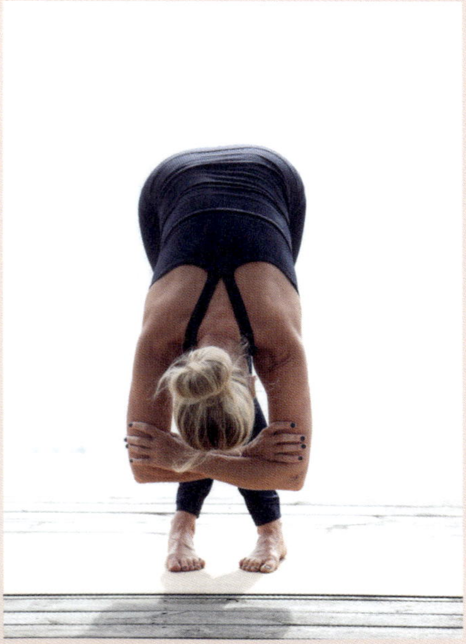

2a. Falls du beim Ausatmen mit den Zeigefingern den Boden berühren kannst, beuge die Arme und umfasse die Ellbogen. So kommst du noch tiefer.

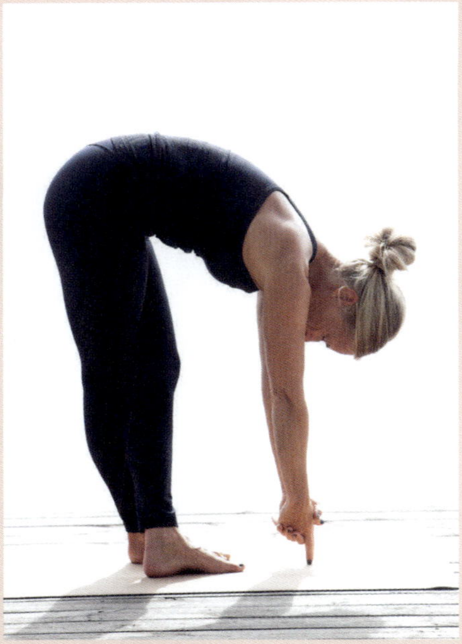

3. Dann die Seite wechseln: Das linke Bein vor dem rechten kreuzen.

Auch in dieser Position die Übung siebenmal ausführen.

Übung 5

BEINDEHNUNG IM LIEGEN

Stärkt die hinteren und inneren Beinmuskeln und stimuliert die Nebennieren

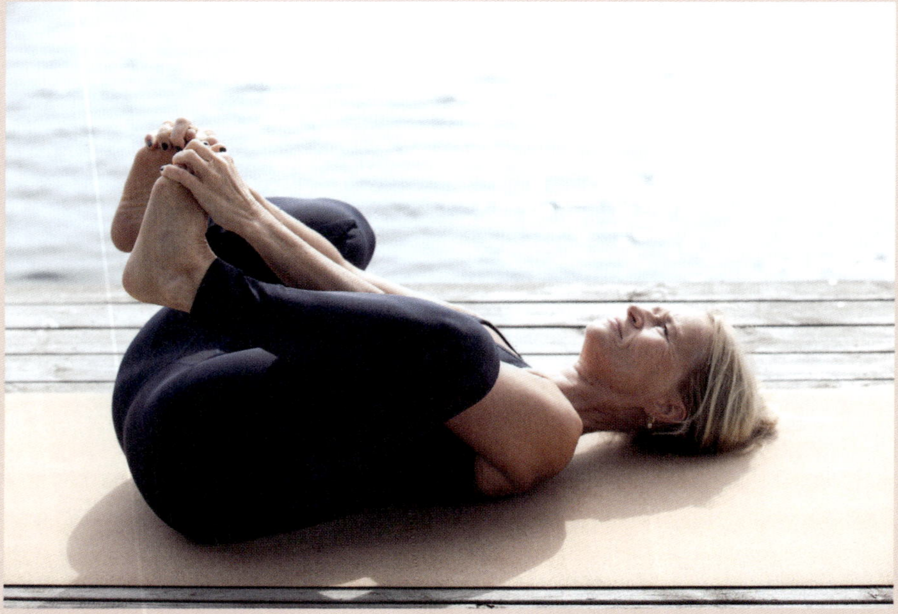

1. In Rückenlage beginnen. Beide Beine so weit wie möglich anziehen, sodass die Knie rechts und links auf Höhe des Bauchs sind.

Mit Daumen und Zeigefinger die großen Zehen beider Füße greifen.

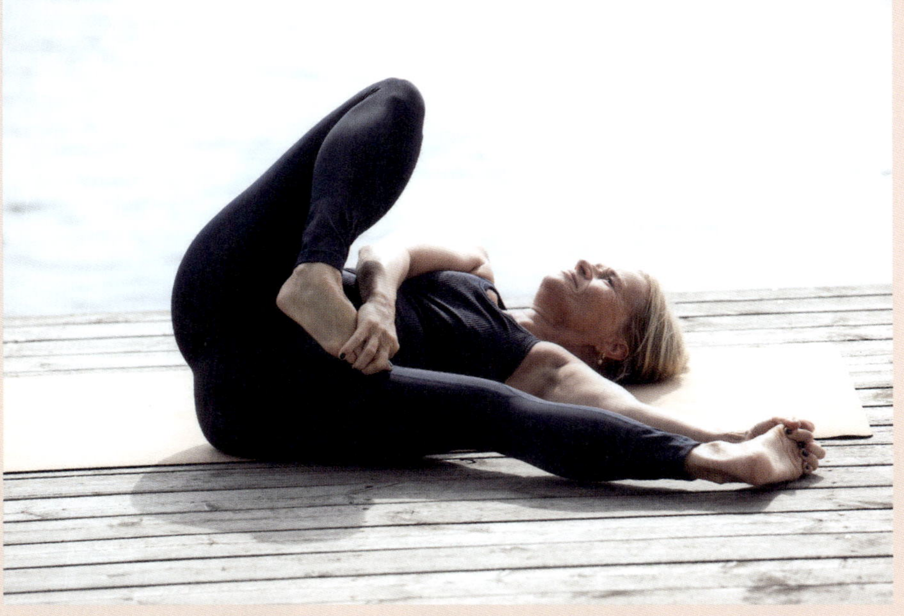

2. Den Körper nach links rollen lassen – dabei die Zehen nicht loslassen – und das linke Bein auf dem Boden ausstrecken.

Die Position halten, dabei dreimal langsam und ruhig durch die Nase ein- und ausatmen.

Konzentriere dich darauf, die hinteren Muskeln im linken Bein zu entspannen. Das Bein soll so weit wie möglich gestreckt sein.

Dann in die Mitte zurückkommen und den Körper nach rechts rollen lassen, dabei das rechte Bein auf dem Boden ausstrecken.

Die Position wieder drei langsame, ruhige Atemzüge lang halten.

Die Übung dreimal ausführen.

Übung 6

RÜCKENDREHUNG

Stimuliert die Wirbelsäule, die Nieren und Nebennieren

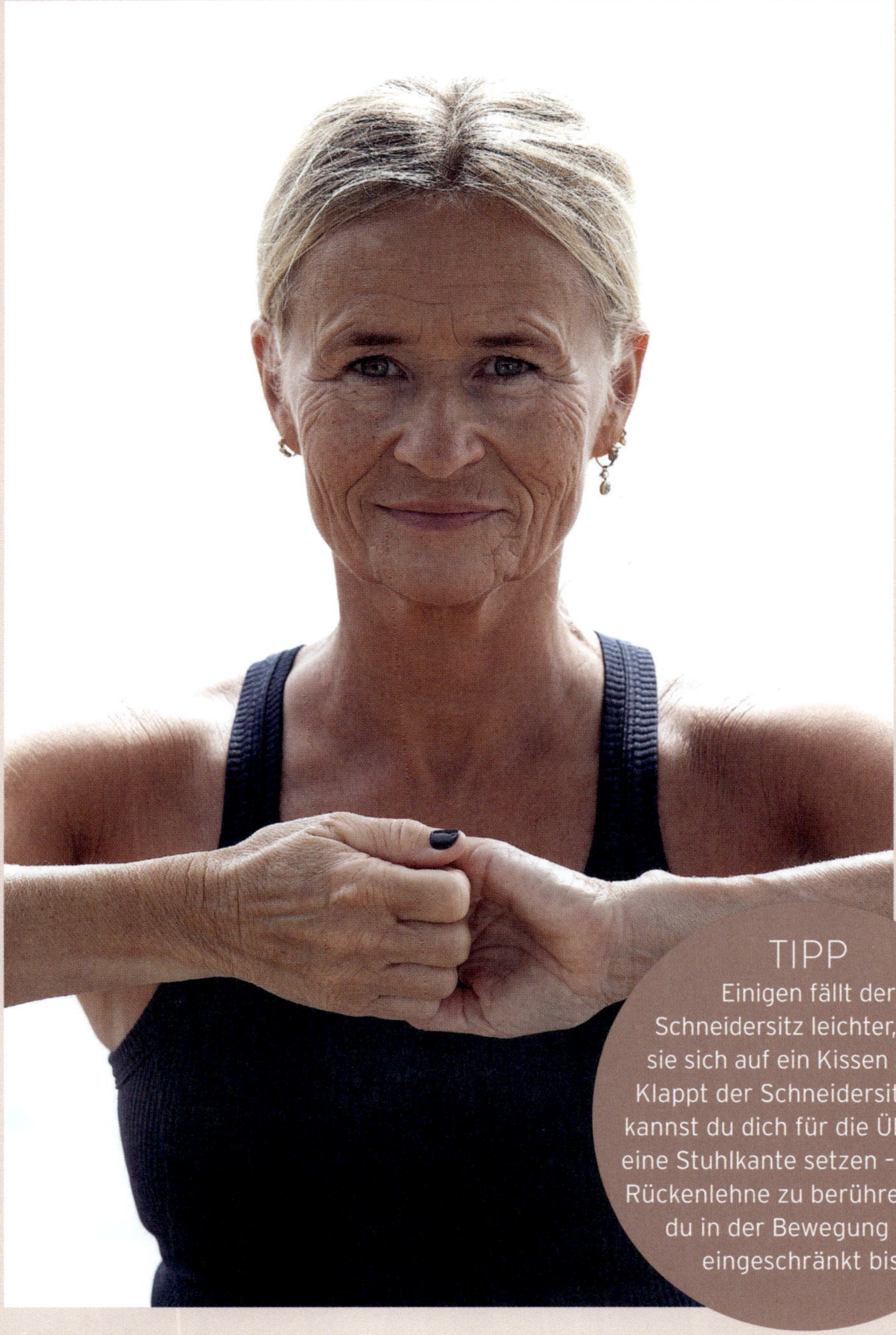

TIPP

Einigen fällt der Schneidersitz leichter, wenn sie sich auf ein Kissen setzen. Klappt der Schneidersitz nicht, kannst du dich für die Übung auf eine Stuhlkante setzen – ohne die Rückenlehne zu berühren, damit du in der Bewegung nicht eingeschränkt bist.

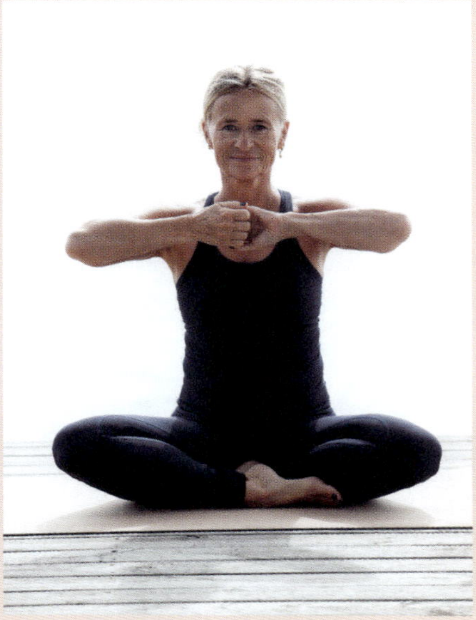

1. Im Schneidersitz auf dem Boden oder auf einem Kissen beginnen.

Die linke Handinnenfläche nach außen und die rechte nach innen drehen. Die Finger greifen ineinander. Ober- und Unterarme waagerecht auf Schulterhöhe heben.

Schließ die Augen ganz oder teilweise, damit dir bei der folgenden Bewegung nicht schwindelig wird.

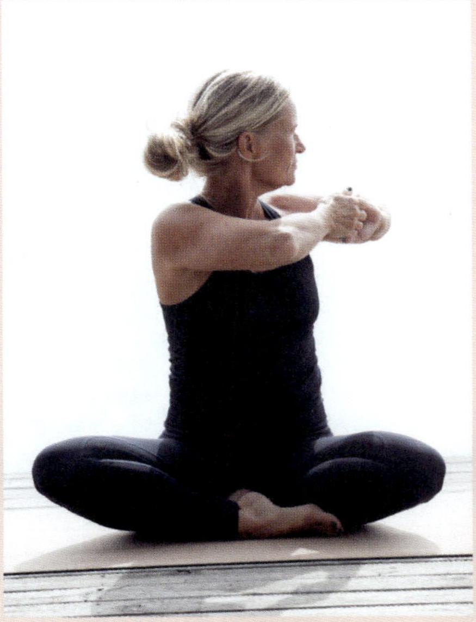

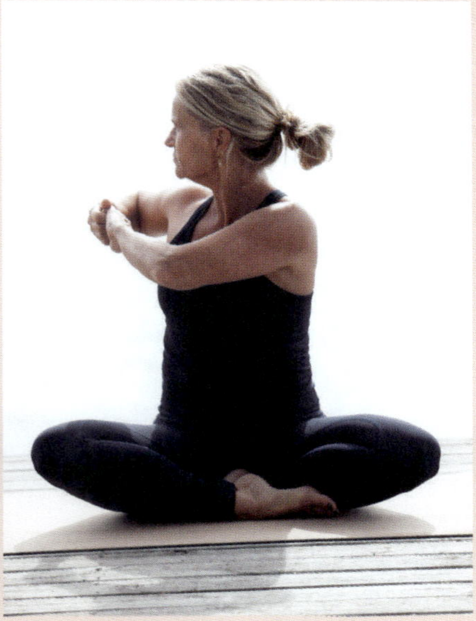

2. Im Takt der Bhastrika-Atmung den Oberkörper bewegen: Beim Einatmen den Oberkörper mit dem Ellbogen voran nach links drehen. Dabei den Kopf zur linken Schulter bewegen.

Beim Ausatmen den Oberkörper mit dem Ellbogen voran nach rechts drehen. Dabei den Kopf zur rechten Schulter bewegen.

Die Übung siebenmal ausführen.

3. Dann die Seite wechseln: Beim Einatmen nach rechts und beim Ausatmen nach links drehen.

Auch zu dieser Seite die Übung siebenmal ausführen.

Denk daran, bei jedem Ausatmen den Nabel fest nach innen zu ziehen.

Übung 7

RÜCKENBEUGE

Aktiviert die Nebennieren, die Thymus- und die Bauchspeicheldrüse und macht die Wirbelsäule biegsamer

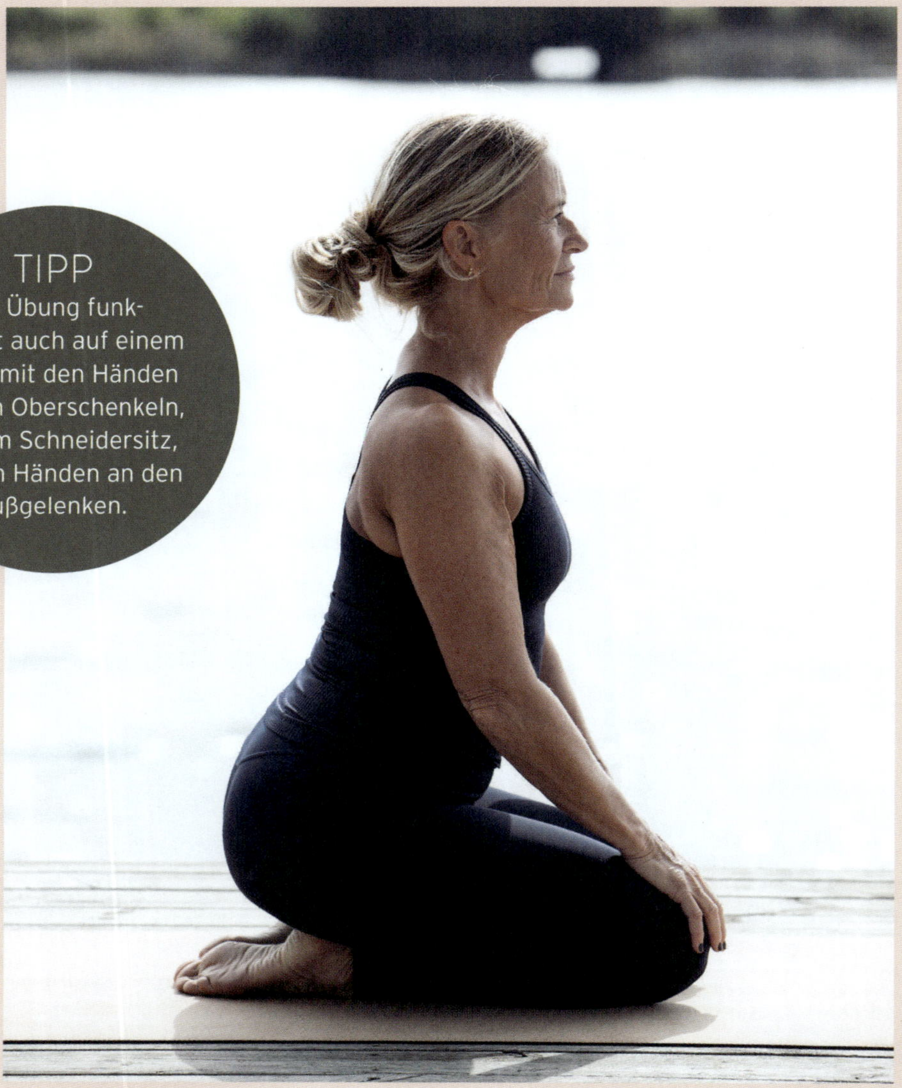

TIPP

Die Übung funktioniert auch auf einem Stuhl, mit den Händen auf den Oberschenkeln, oder im Schneidersitz, mit den Händen an den Fußgelenken.

1. Im Fersensitz beginnen, der Po ruht auf den Füßen.

Die Handflächen auf die Knie legen, dabei bleibt der Rücken gerade. Nach vorn schauen.

TIPP
Du kannst die Luft länger anhalten, wenn du die Lunge nicht zu sehr füllst.

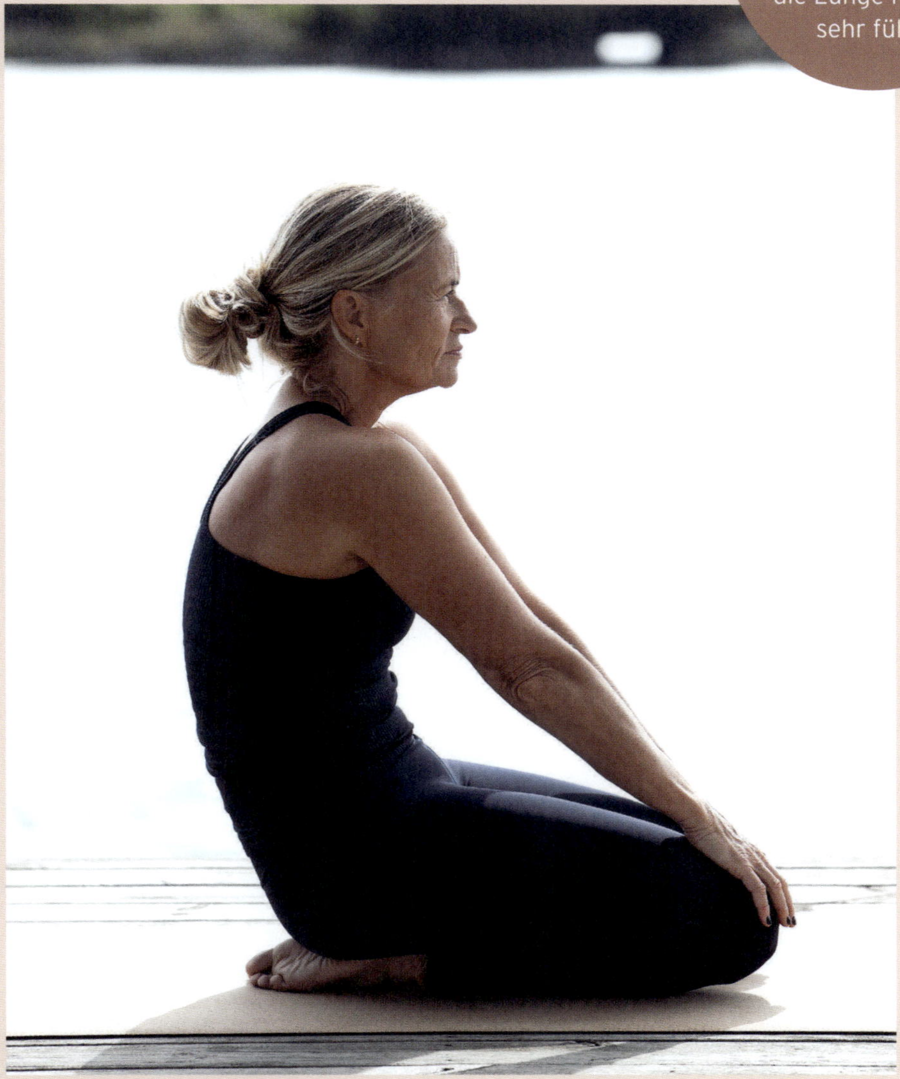

2. Einatmen und die Luft anhalten.

Dann die Wirbelsäule so oft wie möglich vor und zurück bewegen, dabei weiter den Atem anhalten.

Wenn du die Luft nicht länger anhalten kannst, atmest du aus.

Die Übung dreimal ausführen.

RIKKE

Meine Wechseljahre begannen mit Durchschlafstörungen. Ich wachte nachts auf, war hellwach und konnte einfach nicht mehr einschlafen.

Früher habe ich immer gut geschlafen, das war also eine heftige Veränderung für mich. Nach einer Weile belasteten mich die schlaflosen Nächte sehr. Ich dachte eigentlich, ich sei ganz gut informiert, aber ich wusste nicht, dass Schlafprobleme und Wechseljahre zusammenhängen. Das zeigt wohl, dass die Wechseljahre noch immer ein großes Tabu sind.

Als mir eine Freundin von Hormonyoga erzählte, habe ich im Internet danach gesucht und einen Workshop gefunden, für den ich mich sofort angemeldet habe. Die Übungen wirken ganz wunderbar, denn schon am ersten Tag des Workshops habe ich besser geschlafen. Deswegen war ich motiviert, zu Hause mit den Übungen weiterzumachen. Ich mache sie vielleicht nicht perfekt, aber gut genug, sodass sie mir helfen. An Tagen, an denen ich wenig Zeit habe, wärme ich mich nur auf und mache die ersten sieben Übungen, und das funktioniert prima.

HORMONYOGA-SEQUENZ

Ich habe die Yogaübungen dieses Programms in einer ganz bestimmten Reihenfolge zusammengestellt, damit sie möglichst wirksam sind. Es ist wichtig, dass du sie in genau dieser Reihenfolge ausführst. Denn jede einzelne Übung wirkt zwar für sich, doch erst im Zusammenspiel mit den anderen kann sie bei Wechseljahresbeschwerden helfen.

Übung 1

DYNAMISCHE VORBEUGE IM SITZEN

Energiefluss zu den Eierstöcken · Beruhigt das Gehirn und hilft bei leichten Depressionen · Streckt die Wirbelsäule, Schultern, Kniekehlen und Leisten · Stimuliert die Leber · Unterstützt die Verdauung · Lindert Sorgen, Müdigkeit, Kopfschmerz und Menstruationsbeschwerden

TIPP

Wenn du nicht an die Füße reichst, nimm einen Gurt, ein Handtuch oder ein Theraband, um die Arme zu verlängern.

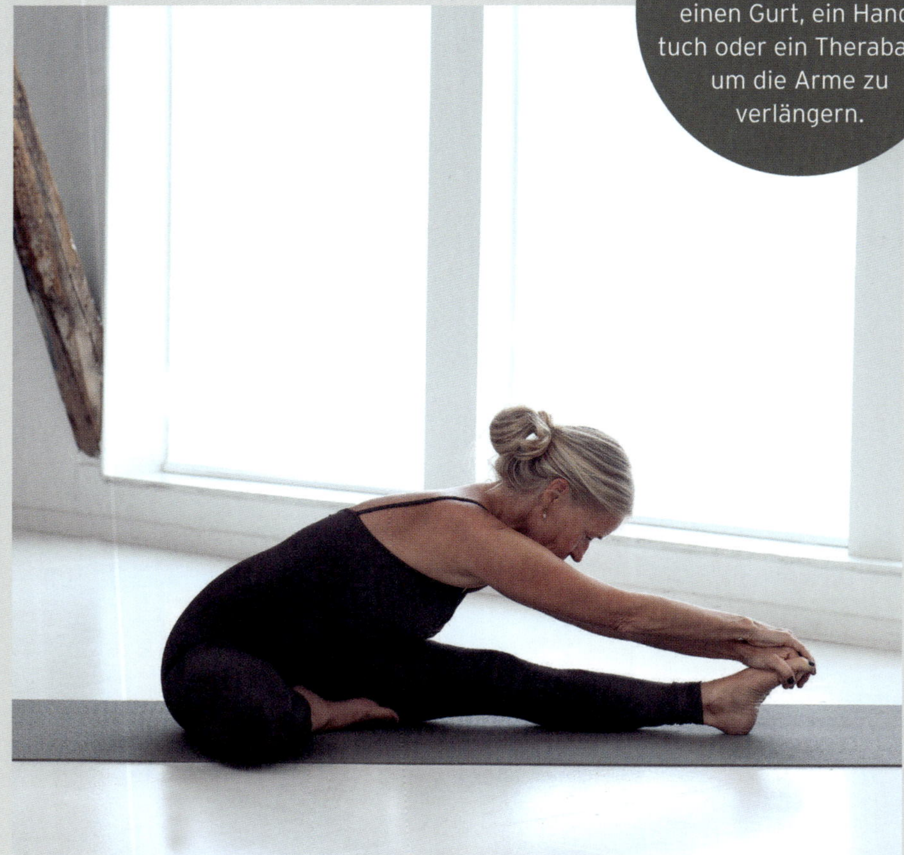

1. Im Langsitz mit ausgestreckten Beinen und geradem Rücken beginnen. Das rechte Bein beugen und die Ferse an den Schritt bringen. Das rechte Knie in Richtung Boden fallen lassen. Die Arme gerade über den Kopf strecken.

Einatmen und mit der Ausatmung den Oberkörper über das ausgestreckte linke Bein beugen. Mit der linken Hand den linken Fuß und mit Daumen und Zeigefinger den großen Zeh umfassen. Die rechte Hand auf die linke legen.

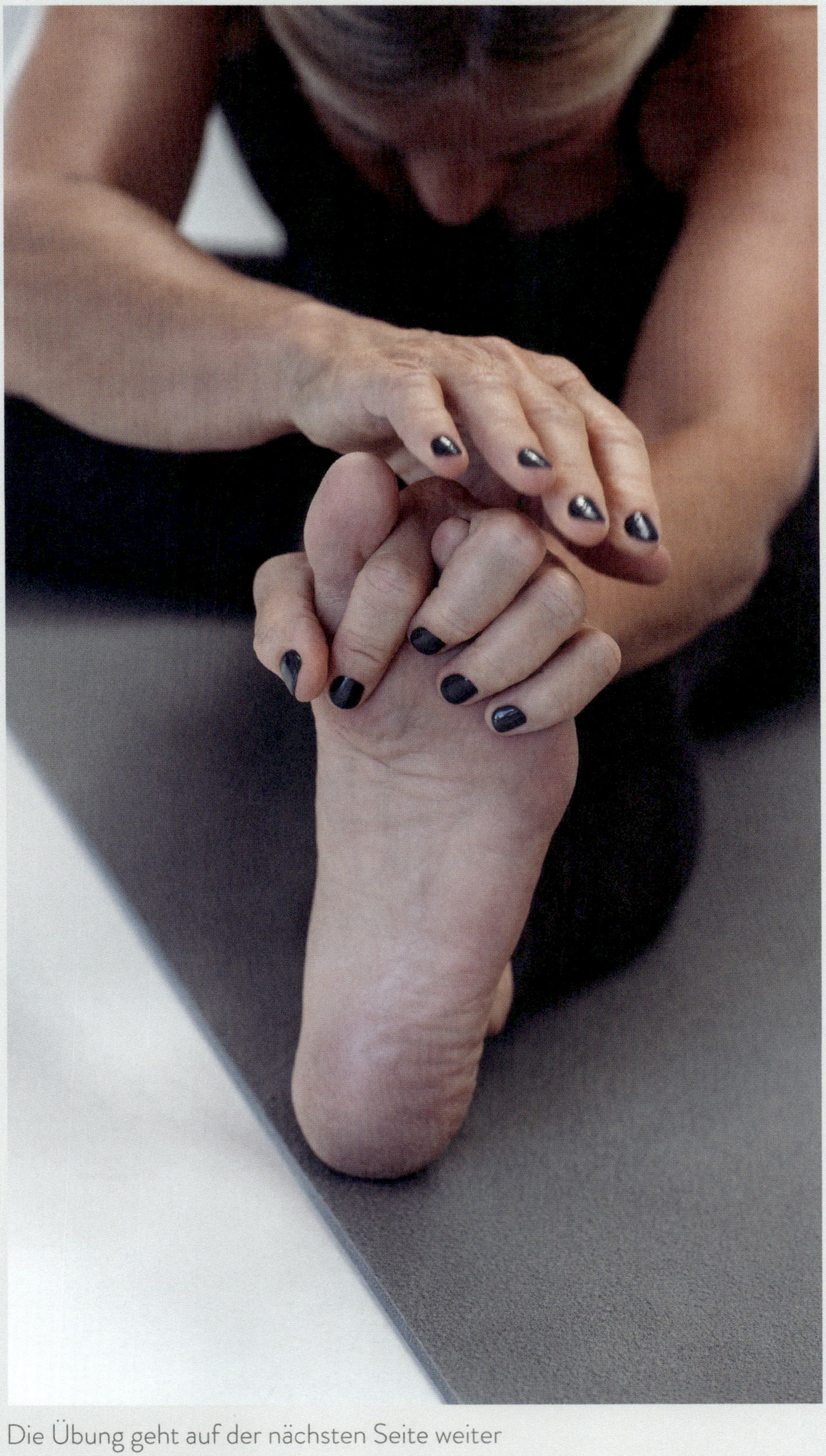

Die Übung geht auf der nächsten Seite weiter

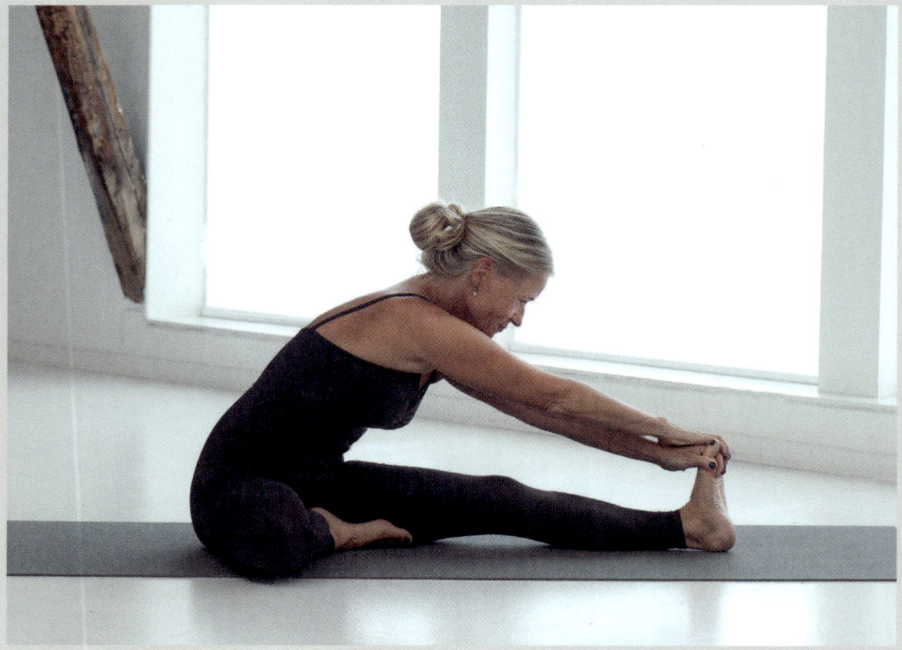

2. Einatmen mit Bhastrika-Atmung, den Oberkörper anheben und dabei den Fuß zu dir ziehen.

Zusammenfassung Energiefluss

1. Einatmen
2. Luft anhalten
3. Zungenspitze an den Gaumen
4. Konzentration auf die Nasenspitze
5. Wurzelverschluss und bis drei zählen
6. Eine Stelle fokussieren
7. Ausatmen und die Energie zur fokussierten Stelle schicken

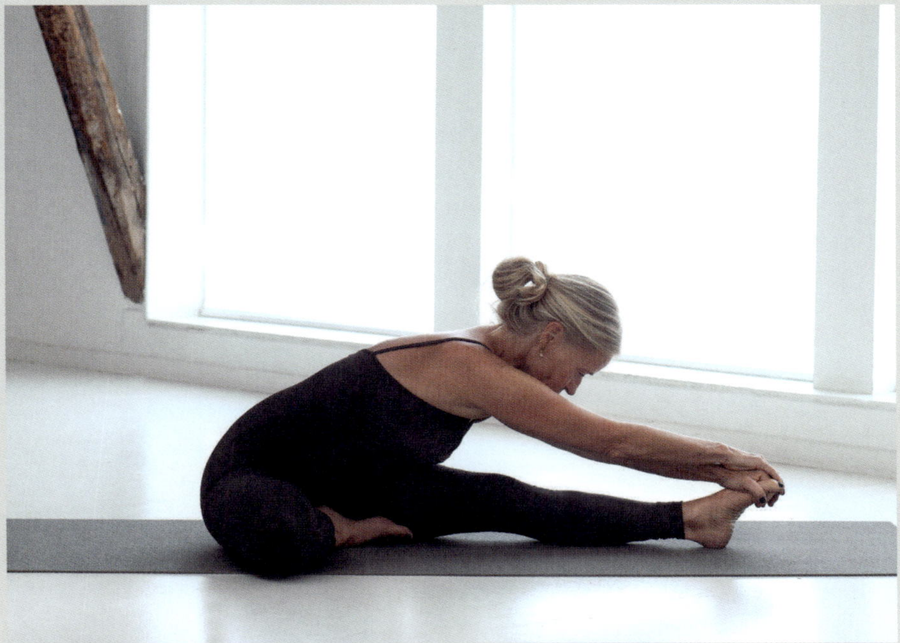

3. Ausatmen, dabei den Oberkörper wieder auf das ausgestreckte Bein sinken lassen und den Fuß von dir wegstrecken.

So werden die Eierstöcke durch Atmung und Bewegung massiert.

Nach sieben Atemzügen in der Vorbeuge mit gestrecktem Fuß enden.

Nun die Energie in den linken Eierstock lenken (siehe Zusammenfassung des Energieflusses auf der linken Seite).

Dann die Seite wechseln: Das linke Bein beugen, das rechte ausstrecken. Die Übung sieben Atemzüge lang ausführen und den Energiefluss anschließend zum rechten Eierstock lenken.

Übung 2

DREHUNG IM SITZEN

Energiefluss zu den Eierstöcken · Stärkt die geraden und schrägen Bauchmuskeln · Gibt der Wirbelsäule Energie und streckt sie · Öffnet Schultern, Hüften und Nacken · Erhöht die Flexibilität in Wirbelsäule und Schultern · Reinigt die inneren Organe · Unterstützt die Verdauung und die Ausscheidung von Abfallstoffen

TIPP

Wenn du in Schritt 3 den Ellbogen nicht außen ans Knie legen kannst, wiederhole einfach Schritt 2.

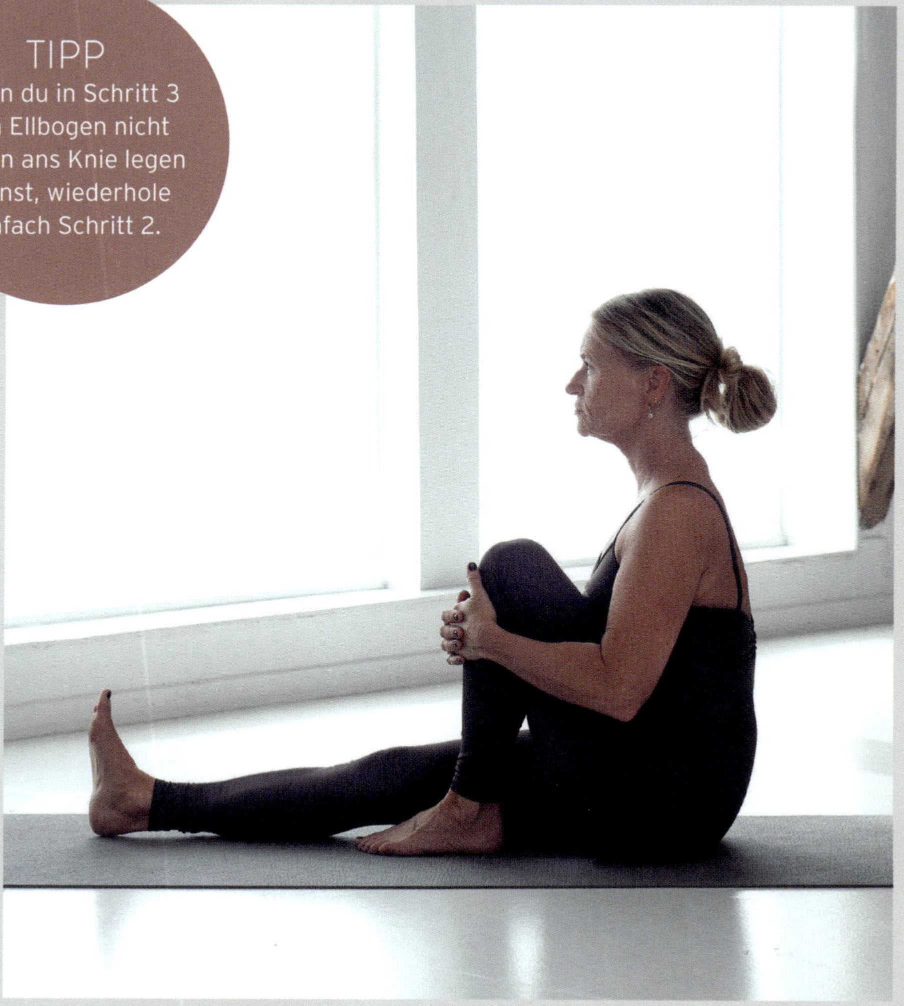

Im Langsitz mit ausgestreckten Beinen und geradem Rücken beginnen. Der Brustkorb ist weit.

1. Das linke Bein beugen, das Knie an die Brust ziehen. Sieben Bhastrika-Atemzüge. Dann die Energie in den linken Eierstock leiten (siehe Zusammenfassung des Energieflusses).

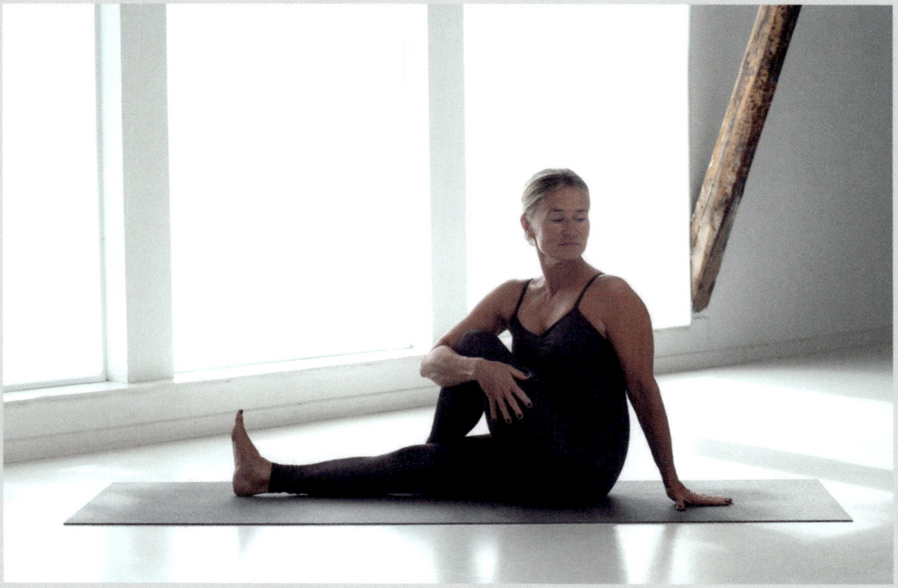

2. Den linken Fuß außen an das rechte Knie stellen. Den Körper nach links drehen und mit dem rechten Arm das gebeugte linke Bein umfassen. Die linke Hand hinter dem Po abstützen und über die linke Schulter nach hinten sehen. Sieben Bhastrika-Atemzüge, dann die Energie in den linken Eierstock lenken.

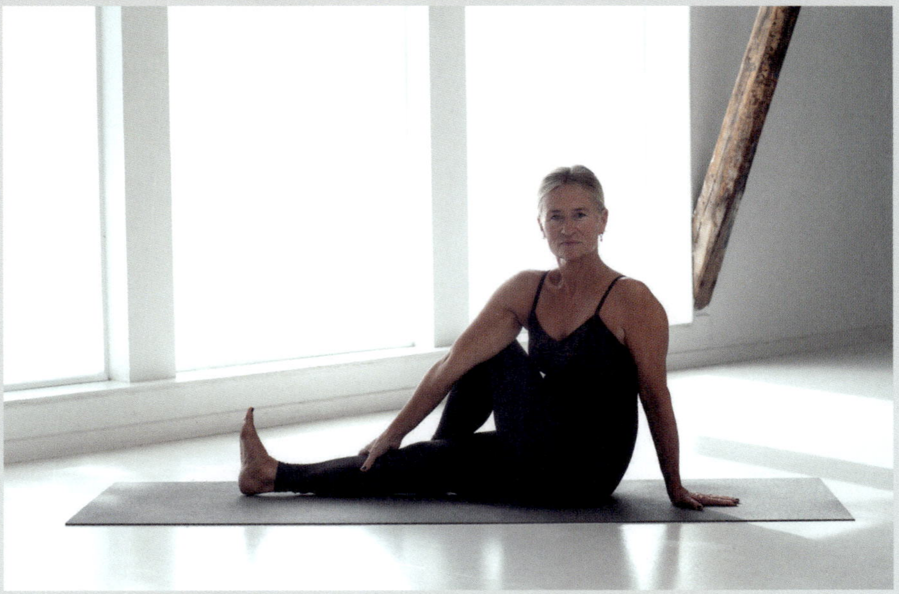

3. Den Oberkörper noch etwas mehr drehen. Den rechten Ellbogen an die Außenseite des linken Knies legen. Mit der rechten Hand das rechte Bein fassen. Sieben Bhastrika-Atemzüge, dann die Energie in den linken Eierstock lenken.

Dann die Seite wechseln: Das rechte Bein beugen, den Oberkörper nach rechts drehen und die Energie in den rechten Eierstock lenken.

Übung 3

SEITBEUGE AUF KNIEN

Aktiviert den oberen Rücken, Bizeps, Trizeps, Brustkorb, Knie und Nacken

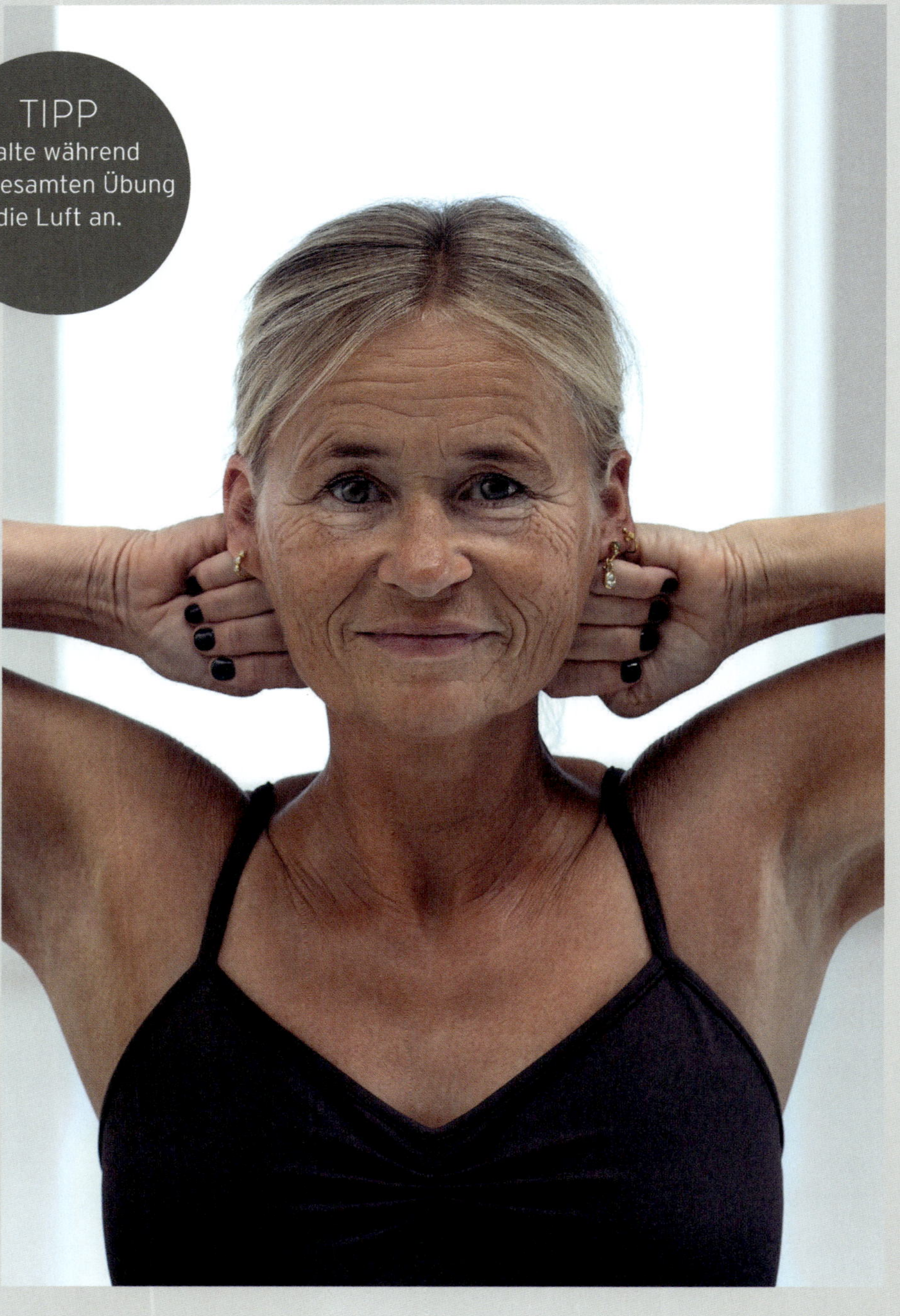

TIPP
Halte während der gesamten Übung die Luft an.

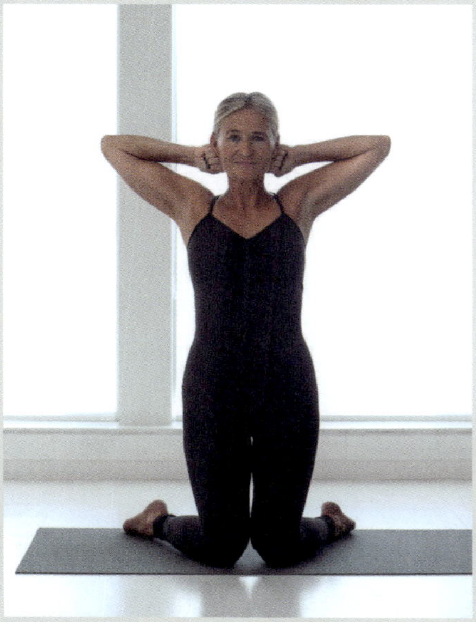

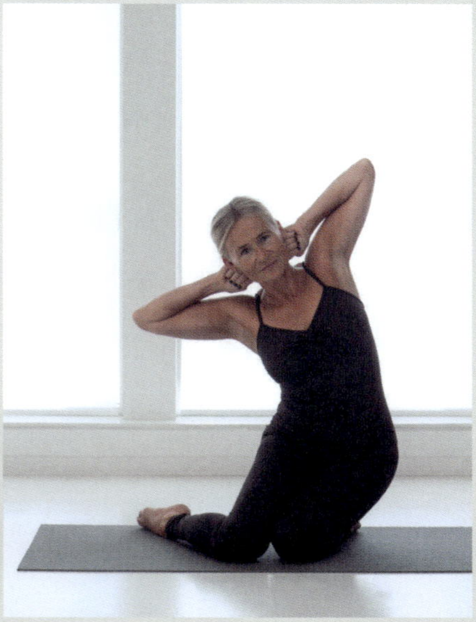

1. Auf die Knie kommen. Hände zur Faust ballen - die Daumen innen - und hinter die Ohren legen, sodass die Daumen nach unten und die Handinnenflächen nach vorn zeigen.
In dieser Haltung einatmen.

2. Die Luft anhalten, dabei die Hüfte nach links schieben und den Oberkörper nach rechts neigen.

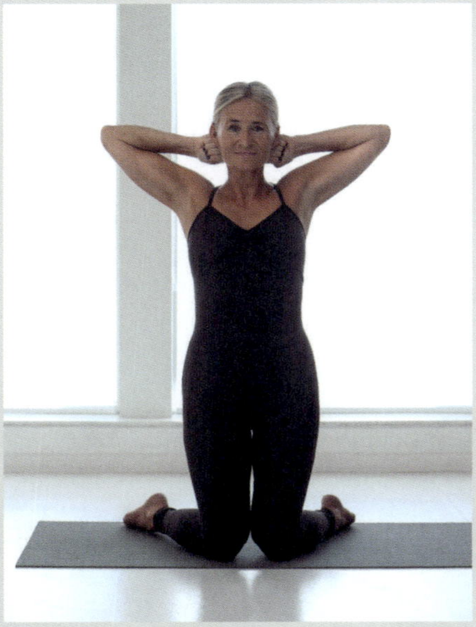

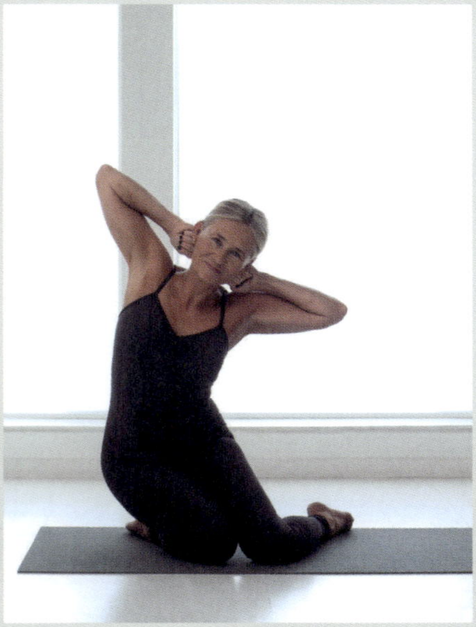

3. In die Mitte zurückkommen und den Körper aufrichten.

4. Die Hüfte nach rechts schieben und den Oberkörper nach links neigen. Denk daran, die Luft anzuhalten.

Die Übung geht auf der nächsten Seite weiter

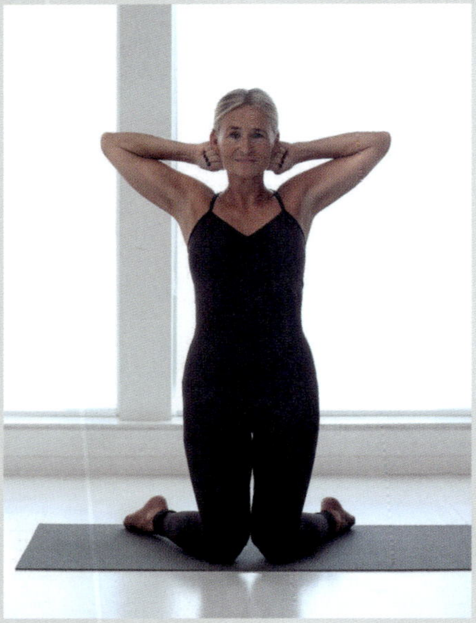

5. In die Mitte zurückkommen und den Körper aufrichten.

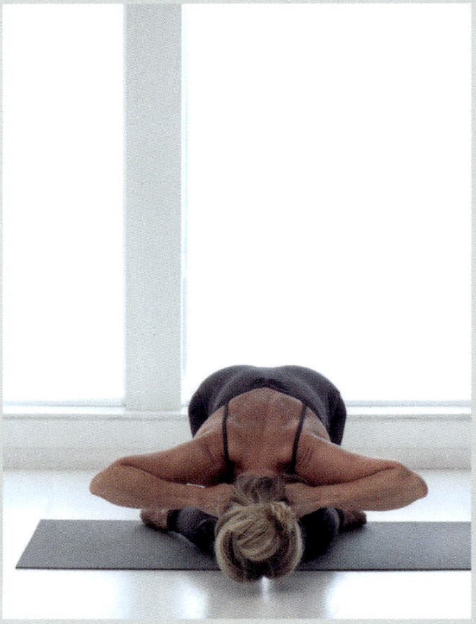

6. Sich nach vorn beugen, sodass die Stirn fast den Boden berührt. In die Mitte zurückkommen und den Körper aufrichten.

Die Übung dreimal ausführen, dabei jeweils die ganze Zeit die Luft anhalten.

Die Bewegungen sind relativ schnell. Ziel ist es, drei Übungsrunden mit einer einzigen Einatmung auszuführen.

Dann die Seite wechseln: Bei der ersten Bewegung die Hüfte nach rechts schieben und den Oberkörper nach links neigen. Die Übung weitere dreimal ausführen.

HORMONYOGA WIRKT NUR,
WENN DU TRAINIERST –
KEIN TRAINING, KEINE WIRKUNG!

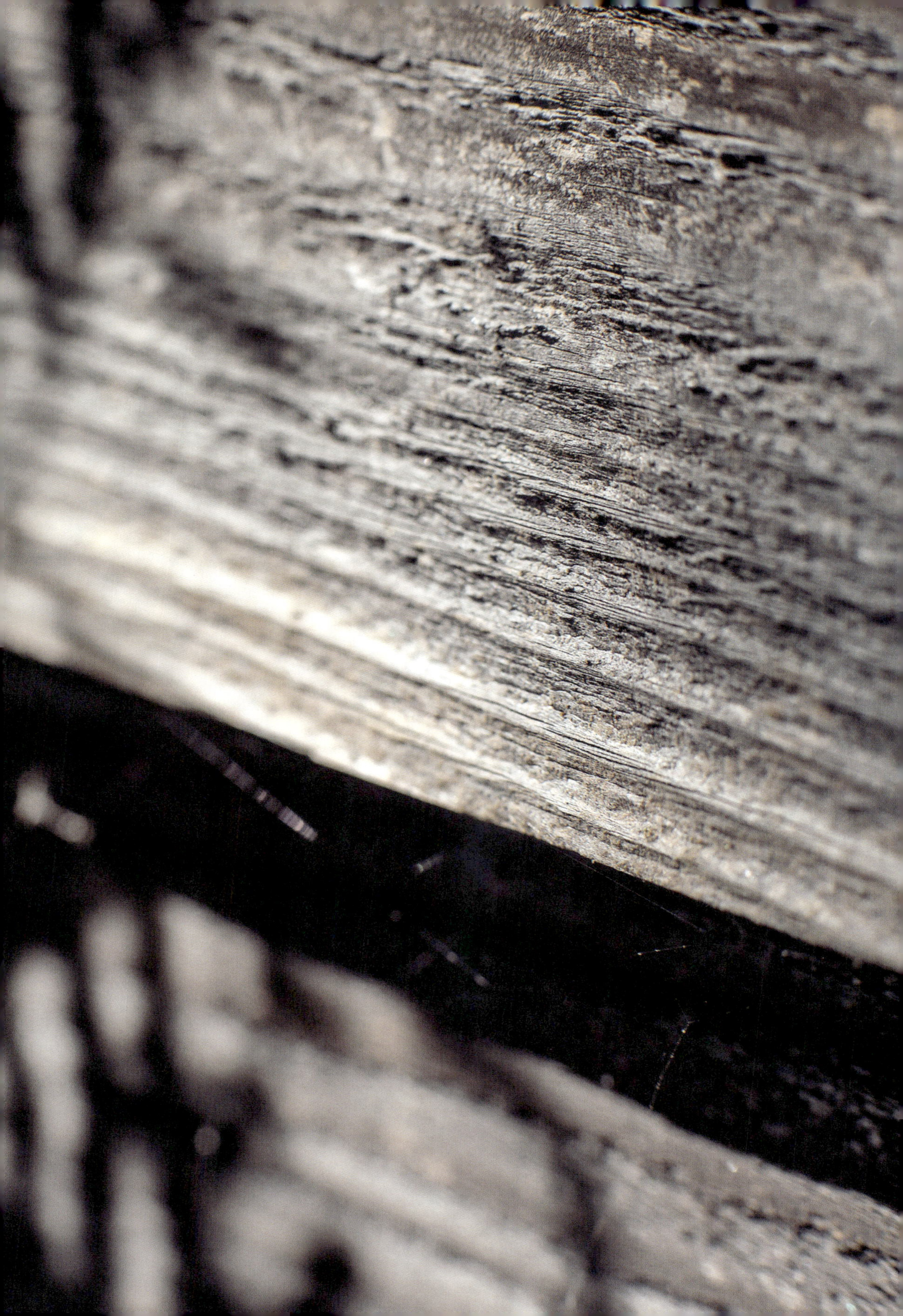

Übung 4

VORBEUGE LIEGEND AUF DEN KNIEN

Energiefluss zu den Eierstöcken

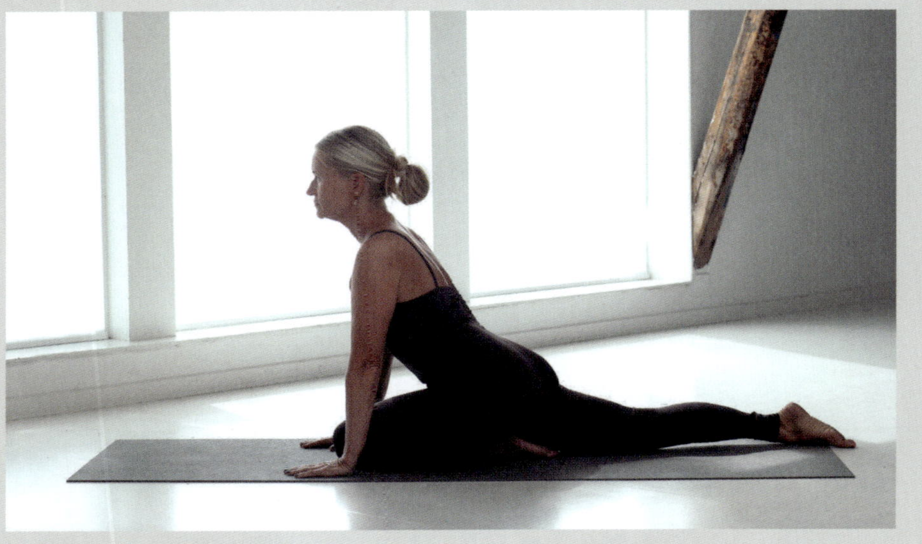

1. Im Fersensitz beginnen. Nach vorne lehnen und das rechte Bein nach hinten ausstrecken. Das linke Bein bleibt gebeugt.

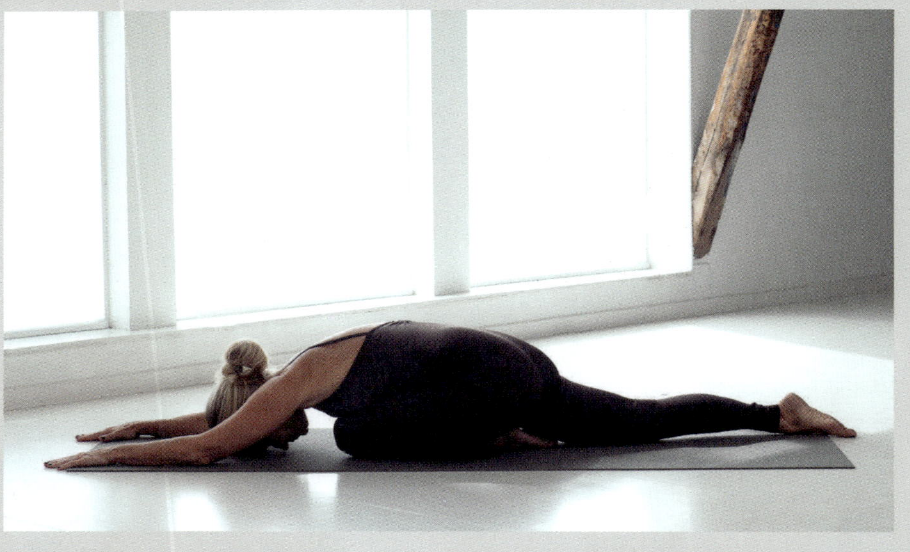

2. Weiter vorbeugen, bis die Stirn den Boden berührt. Die Arme ausstrecken. Sieben Bhastrika-Atemzüge, dann die Energie in den linken Eierstock lenken.

Die Seite wechseln: Das rechte Bein beugen, das linke nach hinten ausstrecken. Sieben Bhastrika-Atemzüge, dann die Energie in den rechten Eierstock lenken.

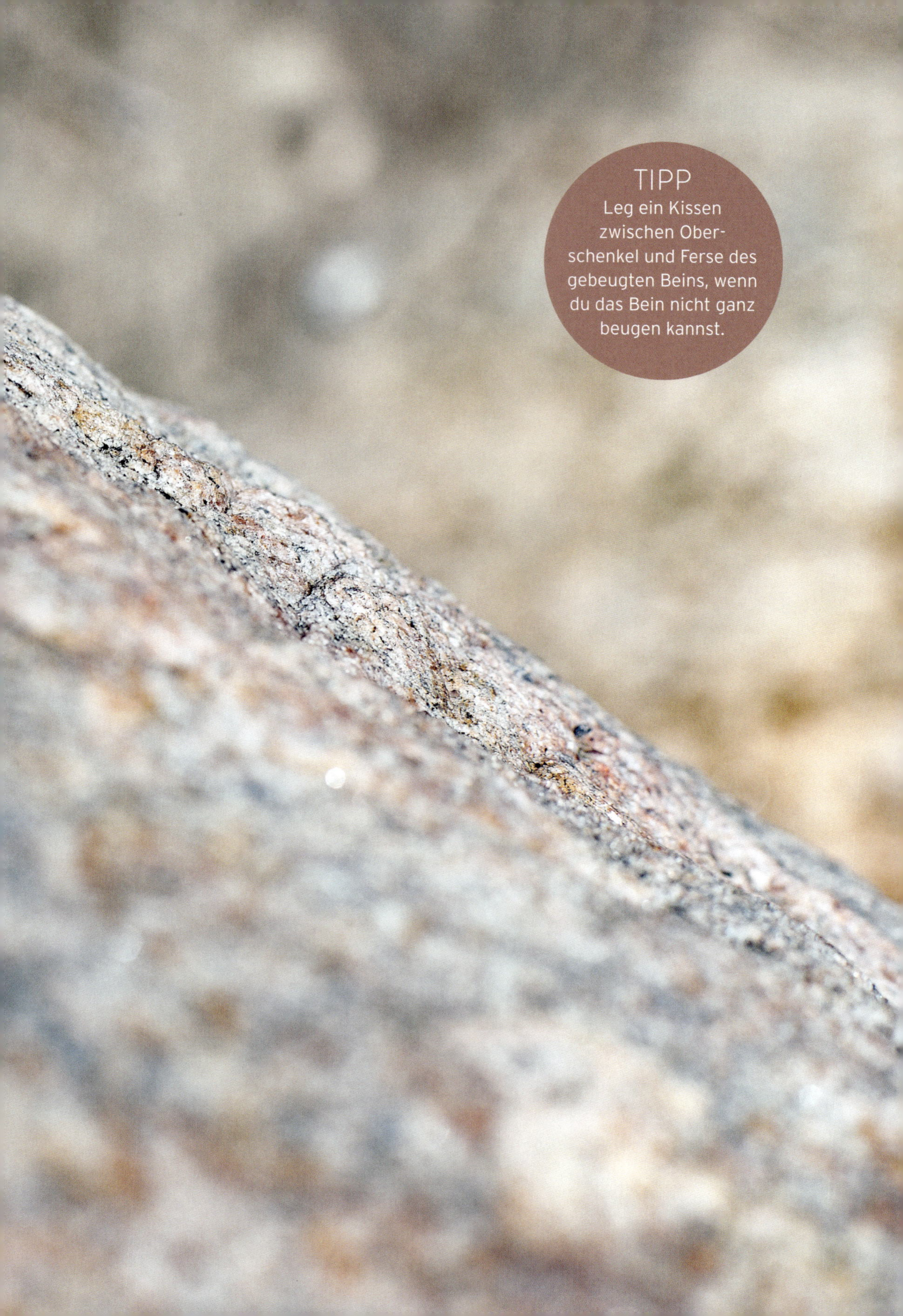

TIPP

Leg ein Kissen zwischen Oberschenkel und Ferse des gebeugten Beins, wenn du das Bein nicht ganz beugen kannst.

» MARIE-LOUISE

Nach einem halben Jahr ohne Menstruation, in dem es mir außerdem richtig schlecht ging, zeigten meine Blutwerte, dass ich in den Wechseljahren war. Plötzlich wusste ich, woher die Hitzewallungen, die Müdigkeit, der Haarausfall und die furchtbaren Stimmungsschwankungen kamen. Ich war 10 Jahre zu früh in die Wechseljahre gekommen, wie meine Gynäkologin feststellte. Das war ein großer Schock für mich.

Meine Mutter zeigte mir eines Tages einen Artikel über Hormonyoga. Ich fand, das klang interessant, und meldete mich zu einem Workshop an. Ich hatte wirklich keine Ahnung, wie sehr er mir helfen würde.

Schon am Montagmorgen nach dem Workshop bekam ich erneut meine Menstruation, und seitdem ist mein Zyklus wieder ganz normal. Das hat mich enorm motiviert, deswegen habe ich die Übungen ernst genommen – ja, ich möchte sie gar nicht mehr missen.

Seit ich Hormonyoga praktiziere, hatte ich keine einzige Hitzewallung mehr, ich habe nach dem Kämmen keine Haare mehr in der Bürste, und vor allem: Ich bin ganz unglaublich energiegeladen. Abgesehen von dieser unmittelbaren Wirkung ist es zutiefst befriedigend, aktiv etwas tun zu können. Durch das Hormonyoga habe ich ein ganz neues Körperbewusstsein bekommen.

Übung 5

DEHNUNG IM LIEGEN MIT BAUCHVERSCHLUSS

Energiefluss zu den Eierstöcken · Weitet die Eierstöcke und dehnt das Zwerchfell

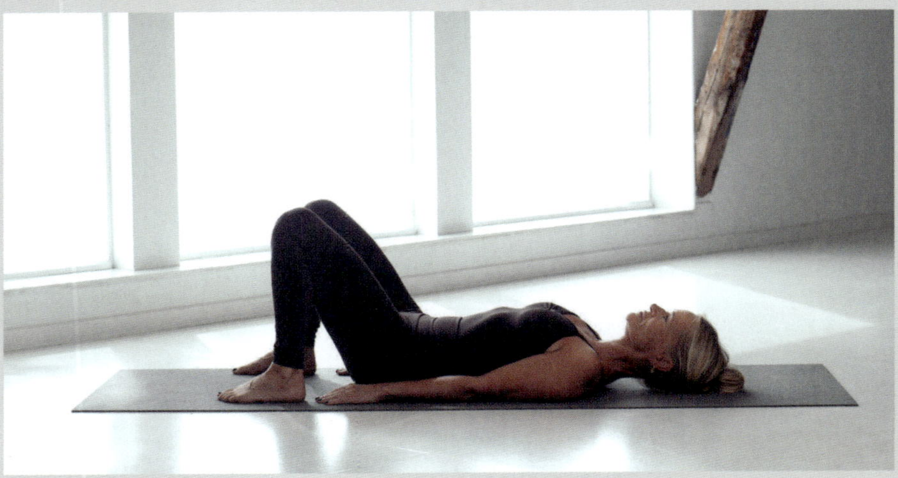

1. In Rückenlage beginnen. Die Beine aufstellen, die Füße stehen hüftbreit flach auf dem Boden. Die Hüften etwas anheben und ein Kissen unter das Becken legen, sodass der Bereich mit den Eierstöcken angehoben wird.

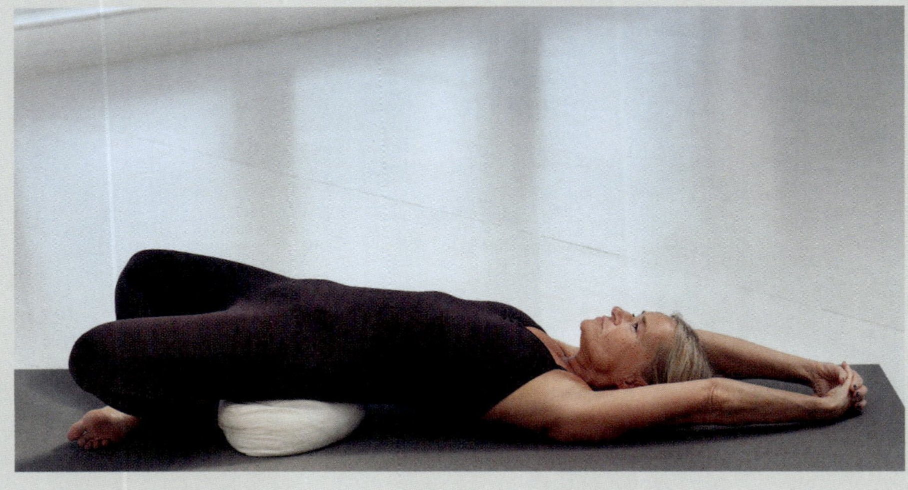

2. Die Fußgelenke überkreuzen und die Knie zur Seite fallen lassen. Die Arme über den Kopf strecken und die Finger verschränken. Den Körper und die Arme so weit wie möglich strecken. Sieben Bhastrika-Atemzüge, dann die Energie in beide Eierstöcke gleichzeitig lenken. Danach die Spannung in den Armen lockern, einatmen und vollständig wieder ausatmen.

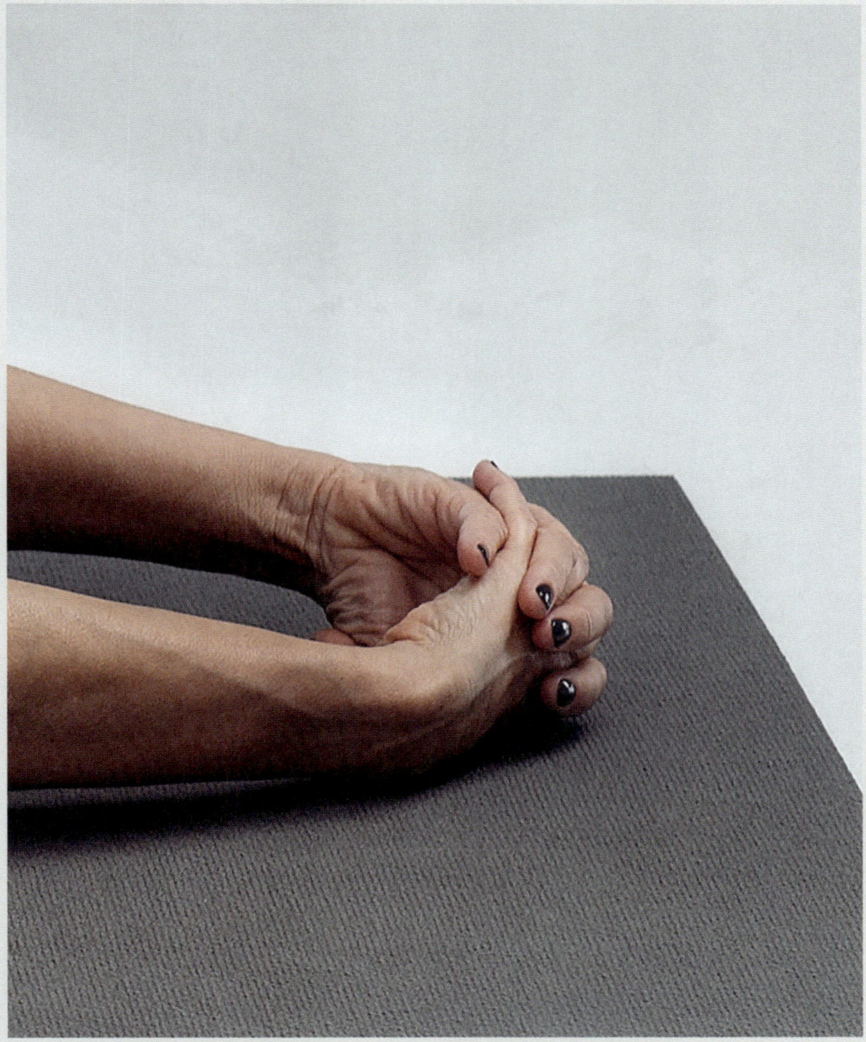

3. Wenn die Lunge ganz leer ist, die Arme wieder über den Kopf strecken und den Bauchverschluss setzen: Den Bauch einziehen, sodass du in der Bauchgegend ein Vakuum spürst.
So lange wie möglich die Luft anhalten und den Bauch einziehen.
Dann die Spannung in den Armen lockern, den Bauch locker lassen und langsam wieder einatmen.

Übung 6

FÜNF WELLEN FÜR DIE SCHÖNHEIT

Energiefluss zu Gesicht und Haar · Hilft bei Hohlkreuz und aktiviert Nieren und Nebennieren

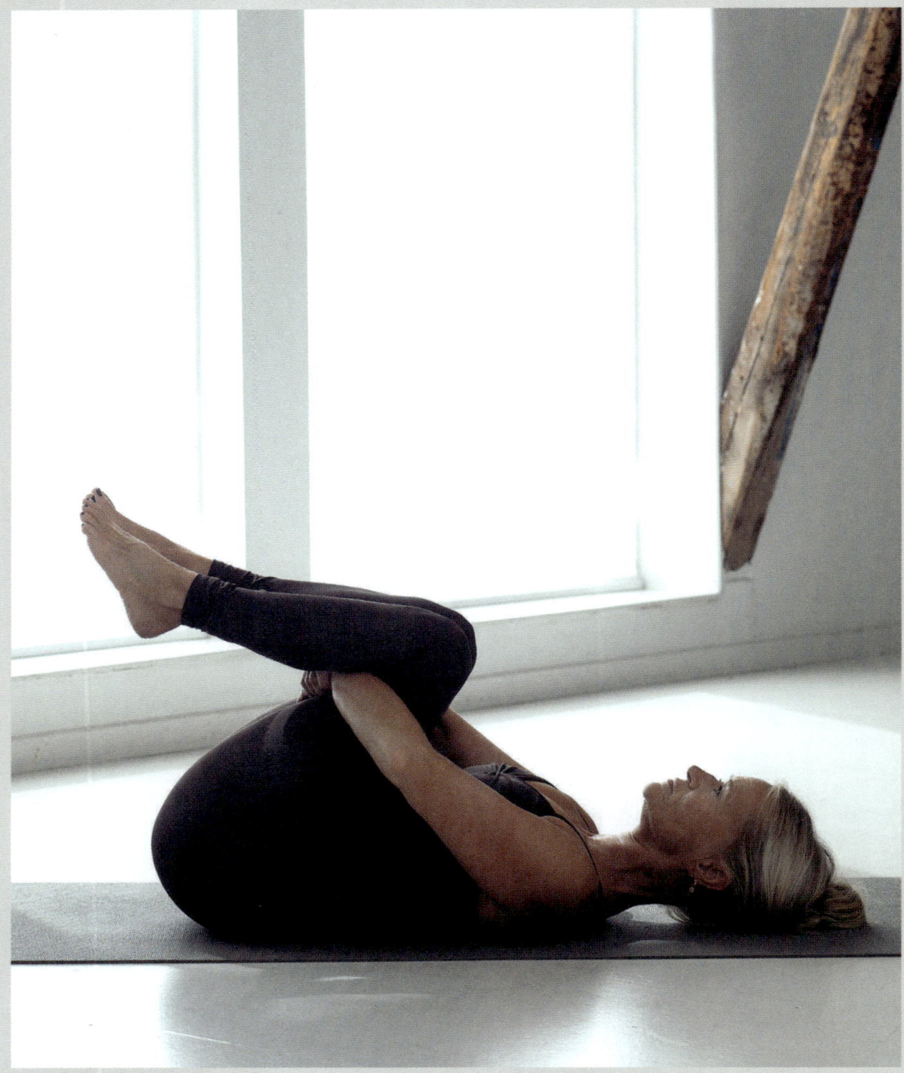

Erste Welle In Rückenlage beide Beine Richtung Bauch ziehen, die Hände fassen sich unter den Knien und ziehen die Oberschenkel noch etwas mehr zum Bauch.

Sieben Bhastrika-Atemzüge (denk daran, beim Ausatmen den Nabel nach innen zu ziehen), dann die Energie zu Gesicht und Haaren lenken.

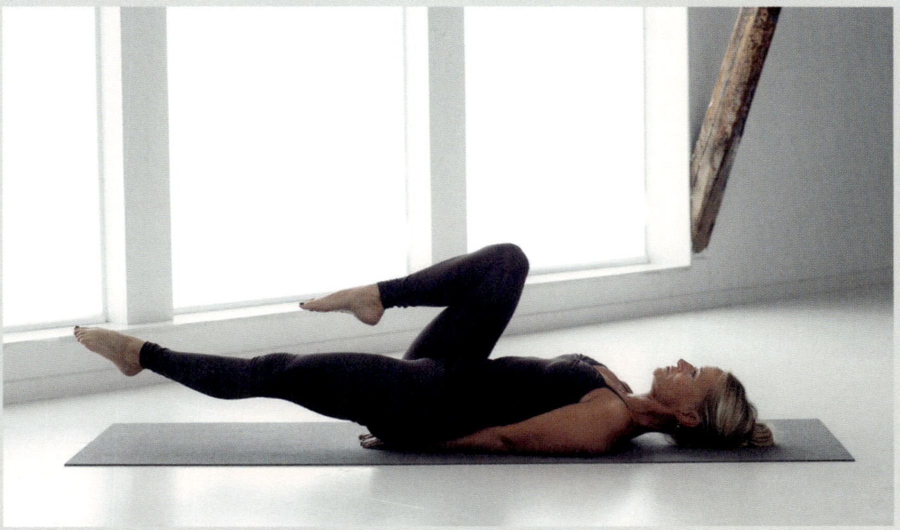

Zweite Welle Die Hände mit den Handflächen nach unten unter die Hüften schieben, die Daumen berühren sich.
Sieben Bhastrika-Atemzüge. Beim Einatmen das rechte Bein beugen und das linke strecken, ohne die Beine abzulegen. Beim Ausatmen das linke Bein beugen und das rechte strecken.
Dann beide Knie an den Bauch ziehen und die Energie zu Gesicht und Haaren lenken.

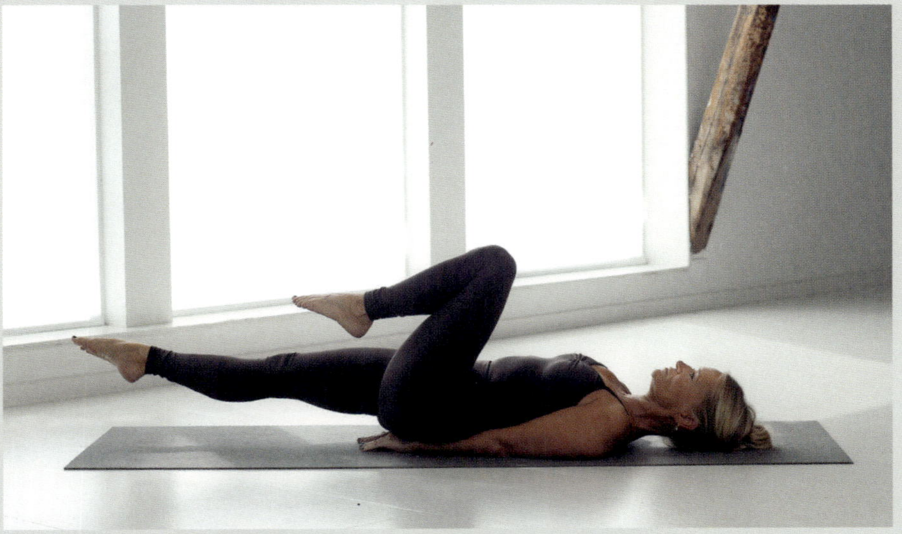

Dritte Welle Wie die zweite Welle, dabei mit der anderen Seite beginnen:
Sieben Bhastrika-Atemzüge. Beim Einatmen das linke Bein beugen und das rechte strecken. Beim Ausatmen das rechte Bein beugen und das linke strecken.
Dann beide Knie an den Bauch ziehen und die Energie zu Gesicht und Haaren lenken.

Die Übung geht auf der nächsten Seite weiter

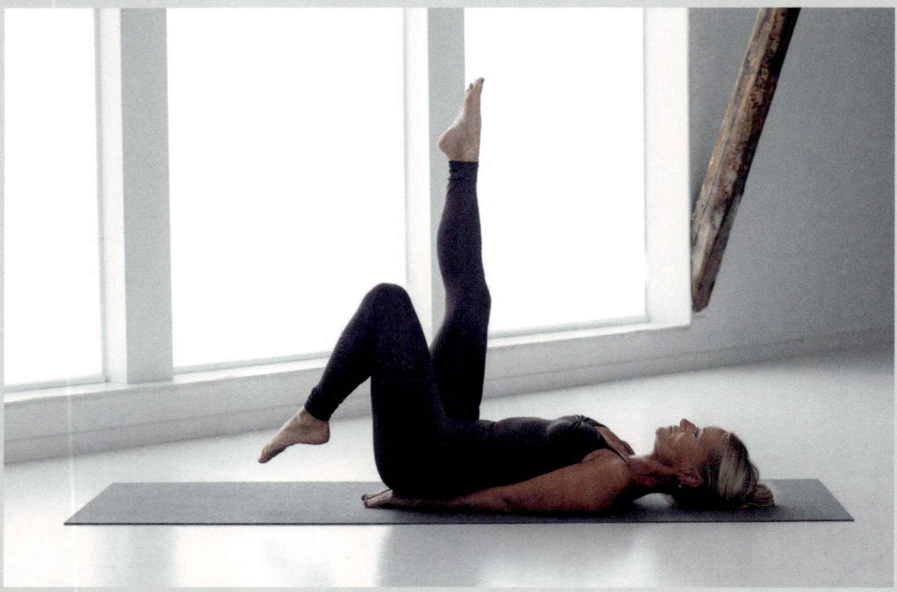

Vierte Welle Die Hände bleiben unter den Hüften, die Beine sind senkrecht zur Decke gestreckt.
Nun die Fersen abwechselnd zum Po senken, im Takt der Bhastrika-Atmung: Beim Einatmen die linke Ferse senken, beim Ausatmen die rechte Ferse senken. Nach sieben Atemzügen die Energie zu Gesicht und Haaren lenken.

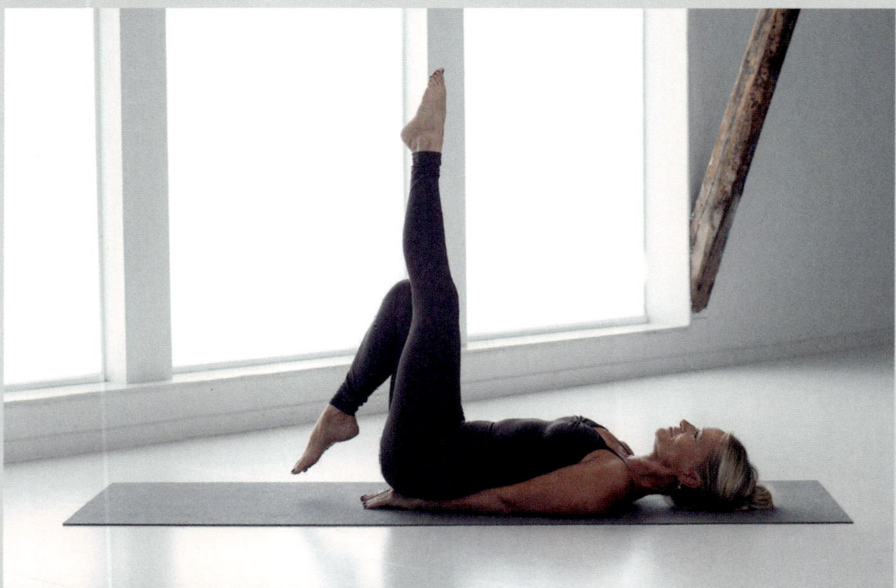

Fünfte Welle Wie die vierte Welle, dabei mit der anderen Seite beginnen: Beim Einatmen die rechte Ferse senken, beim Ausatmen die linke Ferse senken. Nach sieben Atemzügen die Energie zu Gesicht und Haaren lenken.

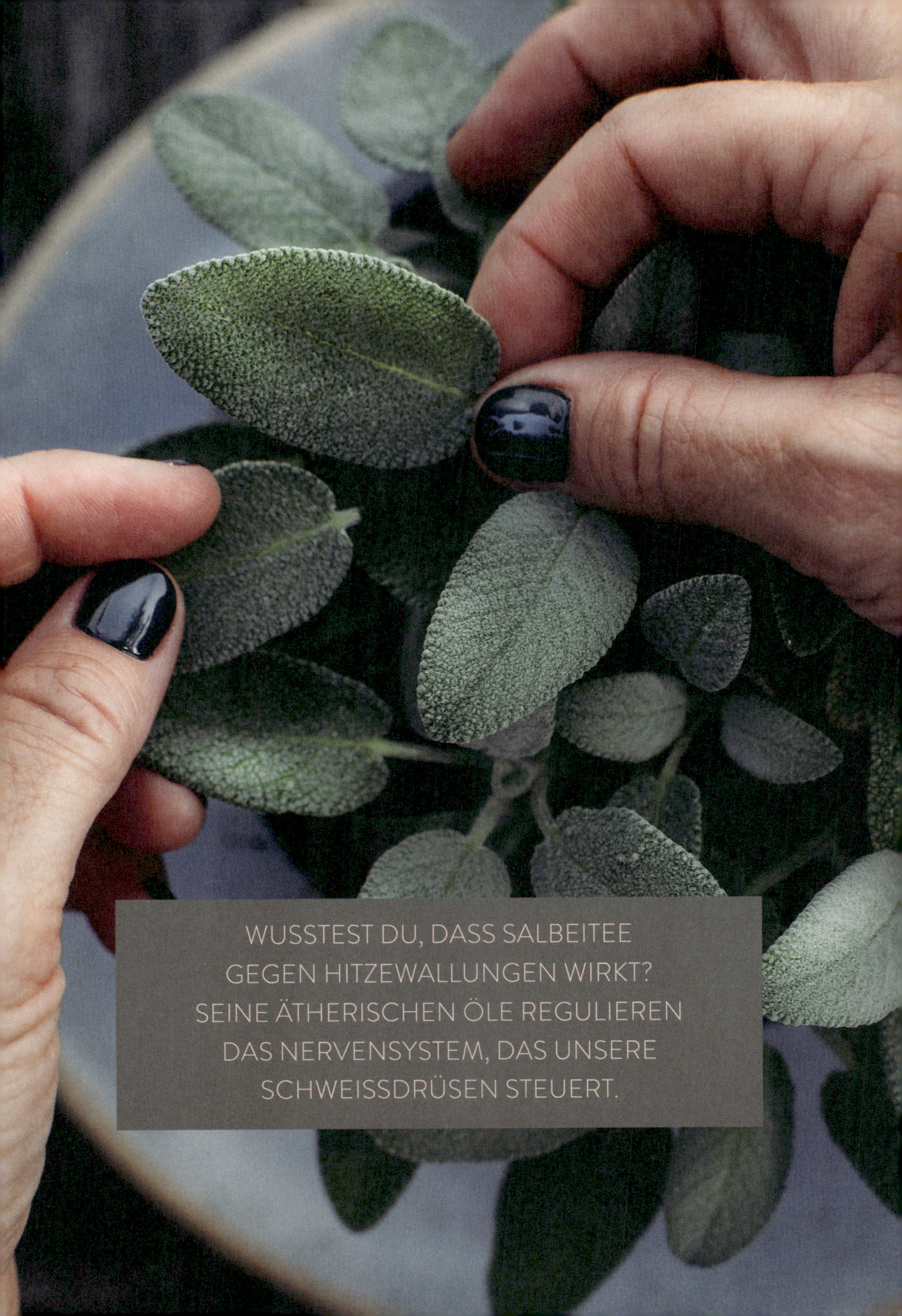

WUSSTEST DU, DASS SALBEITEE
GEGEN HITZEWALLUNGEN WIRKT?
SEINE ÄTHERISCHEN ÖLE REGULIEREN
DAS NERVENSYSTEM, DAS UNSERE
SCHWEISSDRÜSEN STEUERT.

Übung 7

YOGA NIDRA 1 – HANDGELENKE UND ARME

Reinigt die Energiebahnen in den Armen · Gut gegen Entzündungen der Handgelenke · Gibt den Eierstöcken und der Schilddrüse neue Energie und wirkt beruhigend

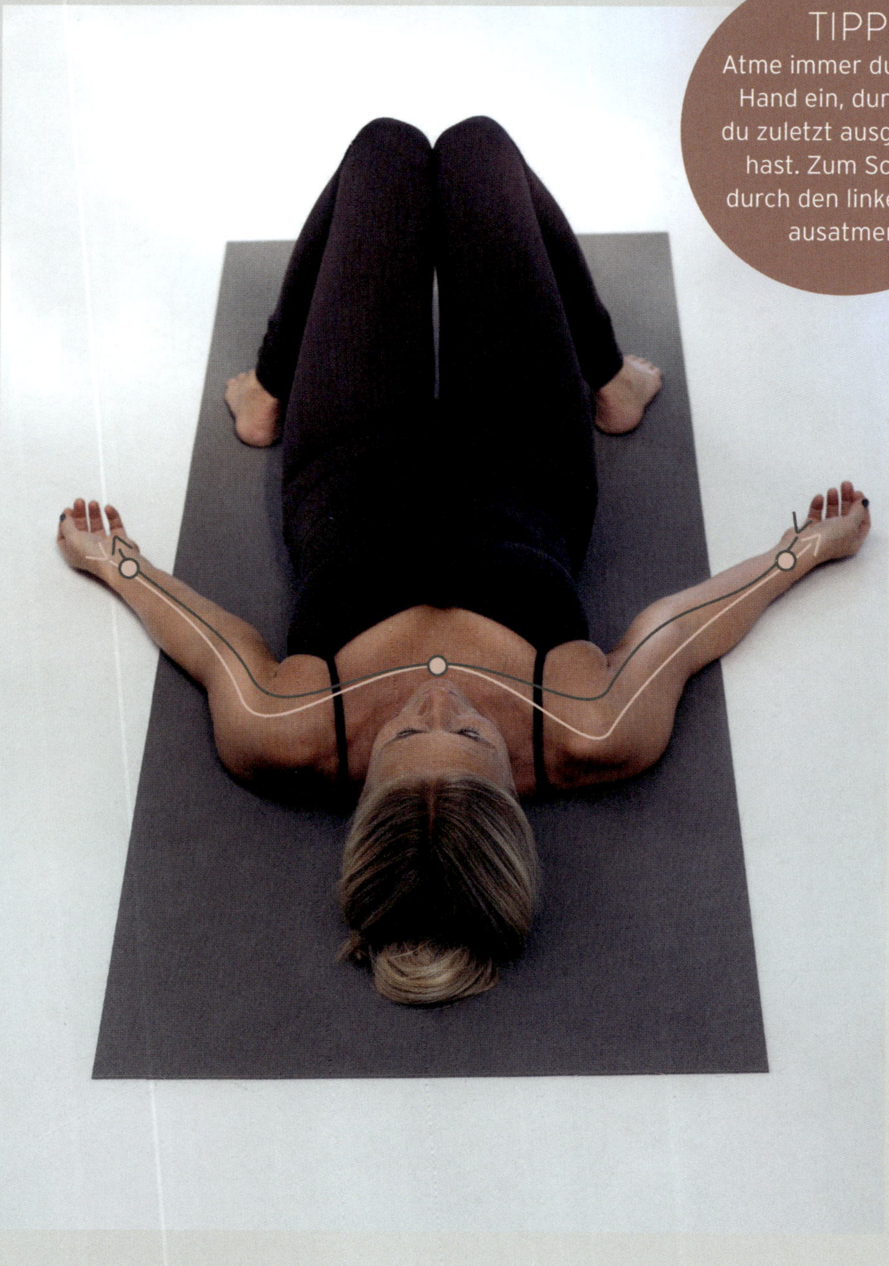

TIPP

Atme immer durch die Hand ein, durch die du zuletzt ausgeatmet hast. Zum Schluss durch den linken Arm ausatmen.

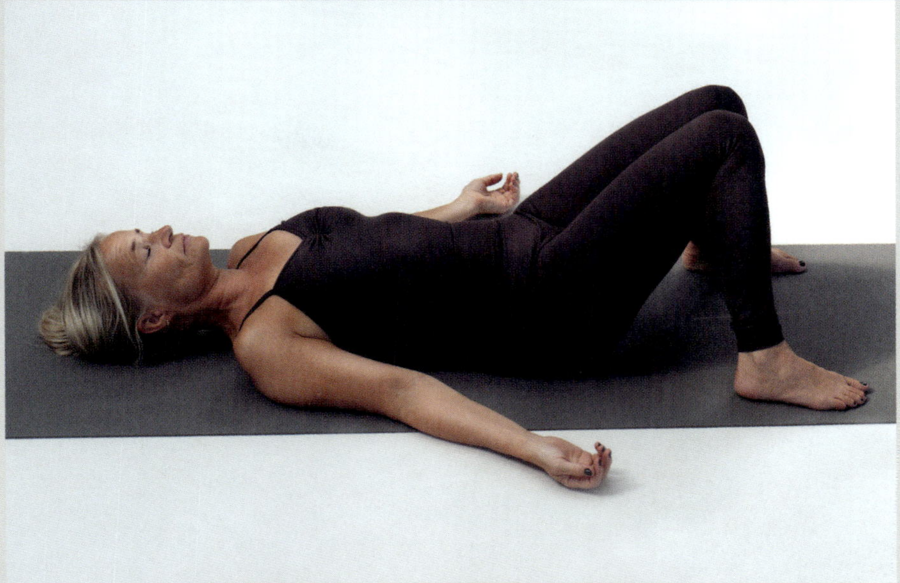

In Rückenlage beginnen. Die Beine aufstellen. Die Füße stehen hüftbreit, die Knie fallen zueinander. Die Arme mit etwas Abstand zum Körper entspannt ablegen, die Handinnenflächen nach oben.

• Die Augen schließen. Konzentriere dich auf die Finger der linken Hand und visualisiere sie.

• Atme langsam ein. Dabei stellst du dir vor, dass du durch die Fingerspitzen der linken Hand Energie aufnimmst. Sie strömt zum linken Handgelenk, den Arm hinauf bis zum Hals. Vielleicht kannst du dir vorstellen, dass das Handgelenk und der Hals aufleuchten, wenn die Energie sie erreicht.

• Richte nun die Aufmerksamkeit auf die Fingerspitzen der rechten Hand und stell dir vor, dass du durch den rechten Arm ausatmest.

• Atme dann durch die Fingerspitzen der rechten Hand ein, lass die Energie zum rechten Handgelenk und bis zum Hals fließen.

• Richte nun die Aufmerksamkeit auf die Fingerspitzen der linken Hand und atme durch den linken Arm aus.

Die Übung fünfmal ausführen.

Deine Handgelenke sind übrigens die Aktivierungspunkte für die Eierstöcke.

Übung 8

DYNAMISCHE SCHULTERBRÜCKE

Energiefluss zur Schilddrüse · Gut für die Wirbelsäule · Stimuliert die Nieren und die Nebennieren sowie die Schilddrüse

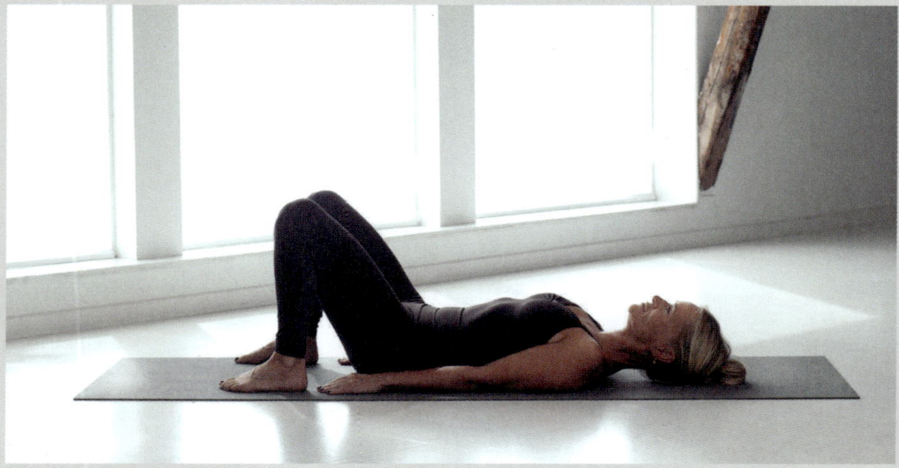

1. In Rückenlage beginnen. Die Beine aufstellen. Die Füße stehen hüftbreit. Die Arme liegen seitlich neben dem Körper, die Hände flach auf dem Boden, die Fingerspitzen nah an den Fersen.

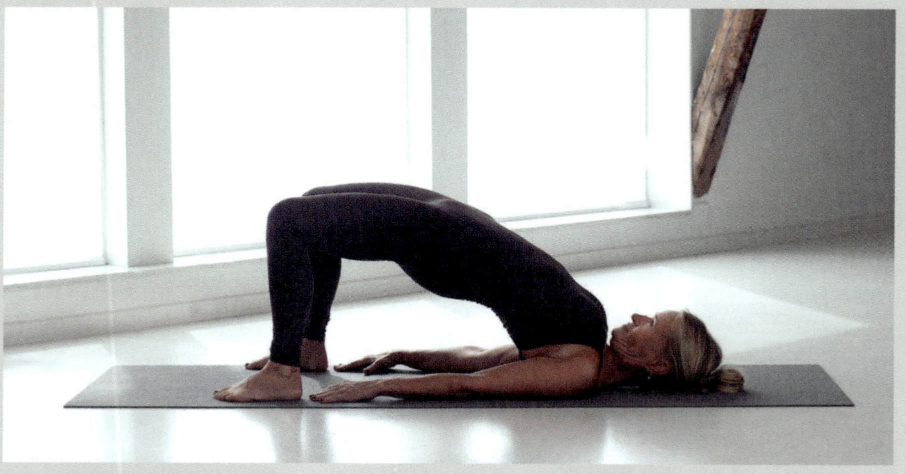

2. Den Körper in einer langsamen, gleitenden Bewegung wie folgt heben und senken:
Beim Einatmen zuerst die Hüften anheben, dann die Taille und am Schluss den Brustkorb.
Beim Ausatmen den Brustkorb, die Taille und schließlich die Hüften senken.
Die Bewegung insgesamt siebenmal ausführen.

TIPP
Es ist wichtig, die Bewegung sorgfältig auszuführen, Wirbel für Wirbel.

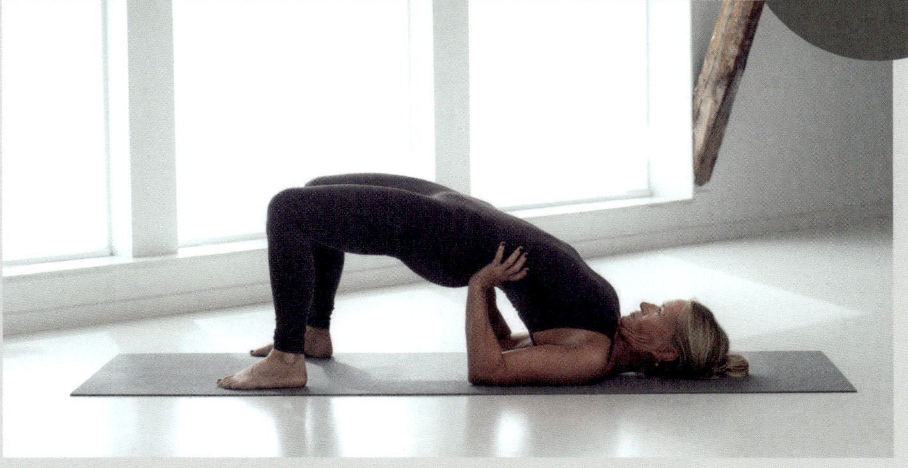

3. Beim letzten Mal die Schulterbrücke halten. Das Gewicht ruht auf den Schultern, die Hüften werden mit den Händen gestützt.
Sieben Bhastrika-Atemzüge, dann die Energie zur Schilddrüse lenken.

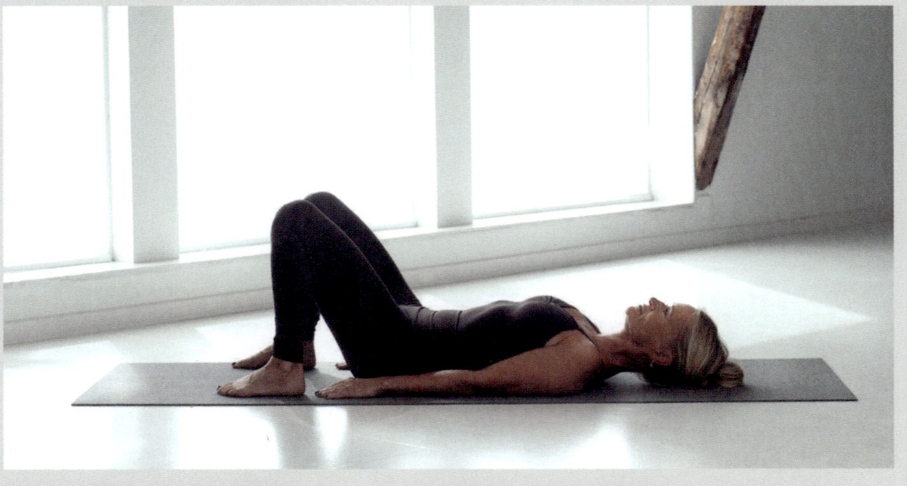

4. Langsam die Wirbelsäule abrollen, Wirbel für Wirbel, und so wieder zum Boden kommen. Die Beine bleiben gebeugt.
Am Schluss noch einmal Energie zur Schilddrüse lenken.

Übung 9

SCHNARCHÜBUNG IM LIEGEN

Energiefluss zur Schilddrüse

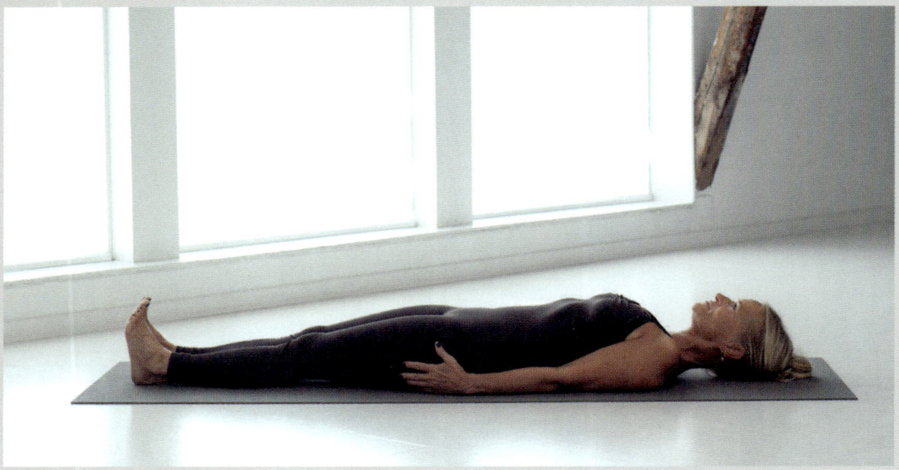

Bei dieser vierteiligen Übung wird Ujjayi-Atmung eingesetzt. In Rückenlage beginnen, die Beine sind ausgestreckt, die Füße angezogen. Die Zehen wie einen Fächer ausbreiten. Die Arme an den Körper legen, die Schultern entspannen.

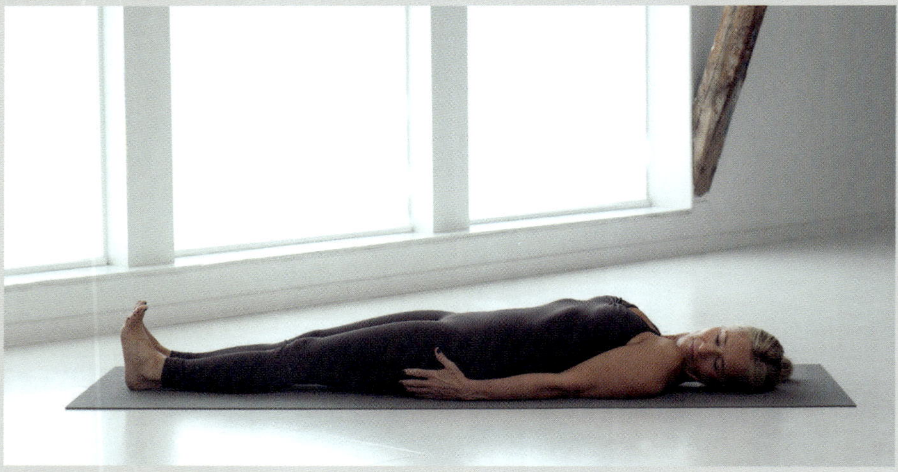

1. Den Kopf nach links drehen, das Kinn auf die Schulter sinken lassen.
Den Kiefer entspannen, aber den Mund geschlossen lassen.
Tiefe Ujjayi-Atemzüge machen: Den Brustkorb ganz mit Luft füllen, die Stimmbänder leicht anspannen, sodass man beim Ausatmen Widerstand spürt und ein schnarchendes Geräusch entsteht.
Beim dritten Ujjayi-Einatmen die Energie zur Schilddrüse lenken.
Beim Ausatmen den Kopf wieder in die Mitte drehen.

TIPP

Bei Nacken-
problemen legst du bei Schritt 3 ein Kissen unter die Schultern, statt dich auf die Arme zu stützen. Leg den Kopf nach hinten, sodass er den Boden berührt. Das ist leichter und ähnlich effektiv.

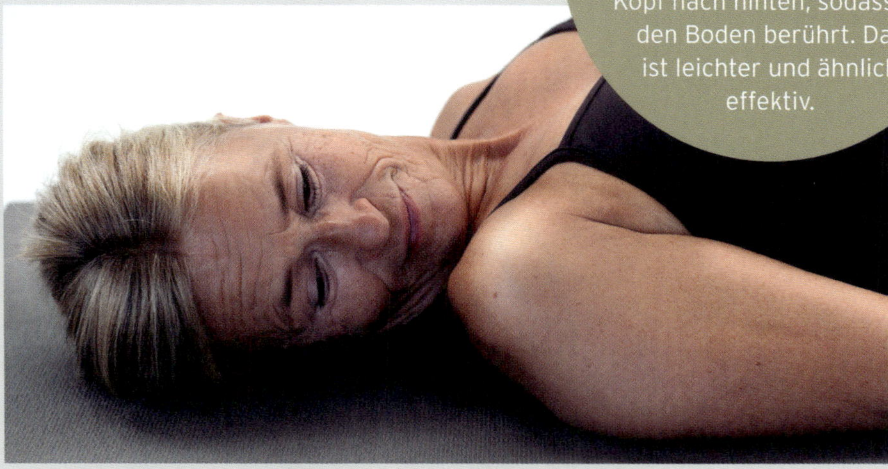

2. Die Seite wechseln: Den Kopf nach rechts drehen, Kinn zur Schulter. Tiefe Ujjayi-Atemzüge machen. Beim dritten Ujjayi-Einatmen die Energie zur Schilddrüse lenken. Beim Ausatmen den Kopf wieder in die Mitte drehen.

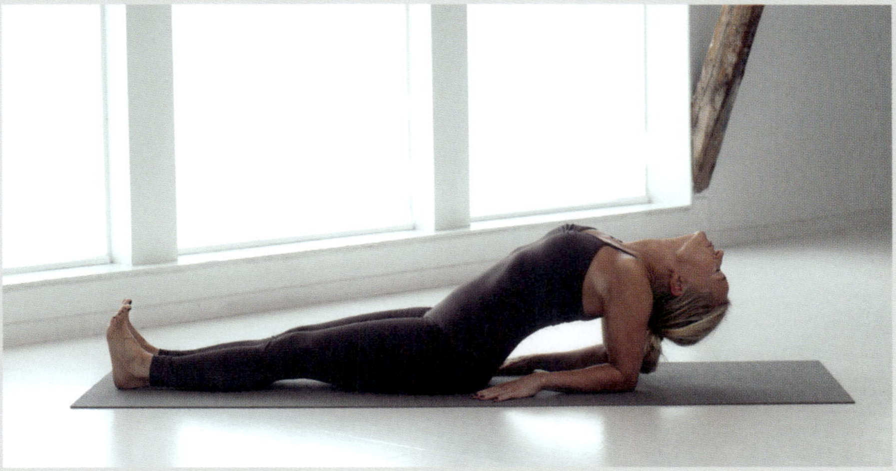

3. Den Brustkorb anheben und sich auf die Unterarme stützen. Die Beine bleiben gestreckt und die Füße angezogen. Den Kopf nach hinten fallen lassen. Tiefe Ujjayi-Atemzüge machen, ohne den Kopf zu bewegen. Spüre bei jedem Ausatmen die Dehnung vorn am Hals.
Beim dritten Ujjayi-Einatmen die Energie zur Schilddrüse lenken. Beim Ausatmen den Kopf wieder heben.

Die Übung geht auf der nächsten Seite weiter

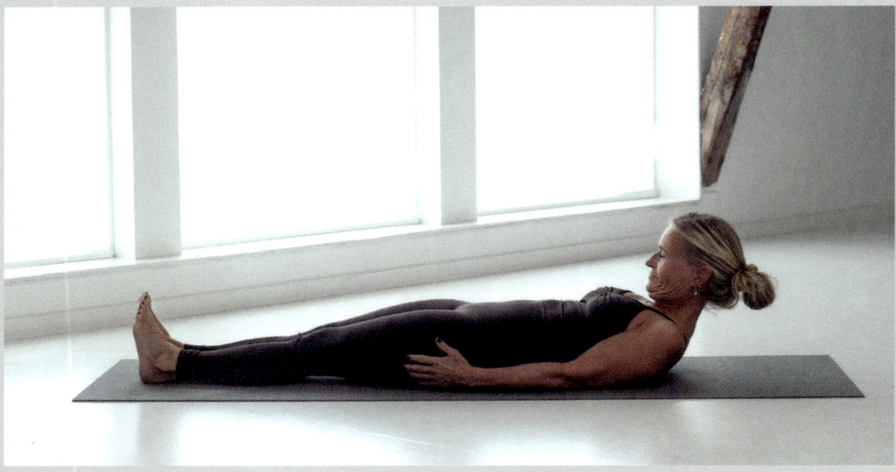

4. In Rückenlage den Kopf anheben - nicht die Schultern.
Auf die Füße schauen, und einen Halsverschluss setzen, indem du das Kinn zur Brust senkst. Die Position halten.
Tiefe Ujjayi-Atemzüge nehmen. Spüre den Druck auf die Schilddrüse.

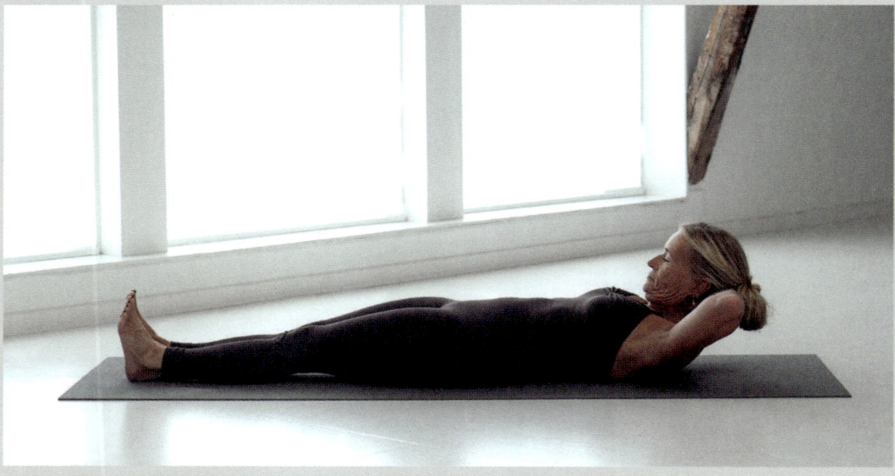

Beim dritten Ujjayi-Einatmen die Finger im Nacken verschränken und die Energie zur Schilddrüse lenken. Beim Ausatmen den Kopf wieder zu Boden sinken lassen.

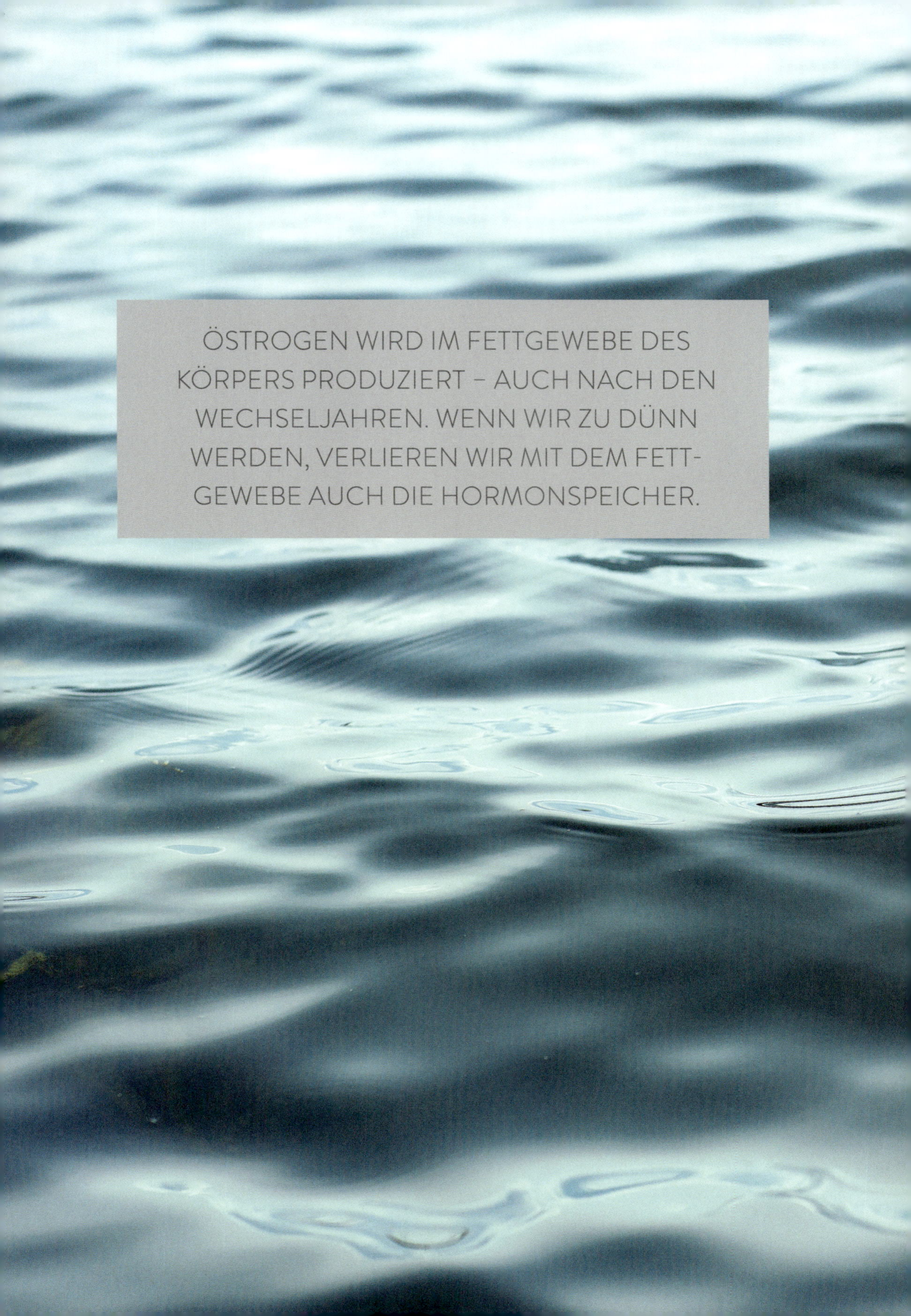

ÖSTROGEN WIRD IM FETTGEWEBE DES KÖRPERS PRODUZIERT – AUCH NACH DEN WECHSELJAHREN. WENN WIR ZU DÜNN WERDEN, VERLIEREN WIR MIT DEM FETTGEWEBE AUCH DIE HORMONSPEICHER.

Übung 10

ÜBUNG IM SITZEN MIT DREI VERSCHLÜSSEN

Sorgt für ein Gleichgewicht der Schilddrüsenfunktion

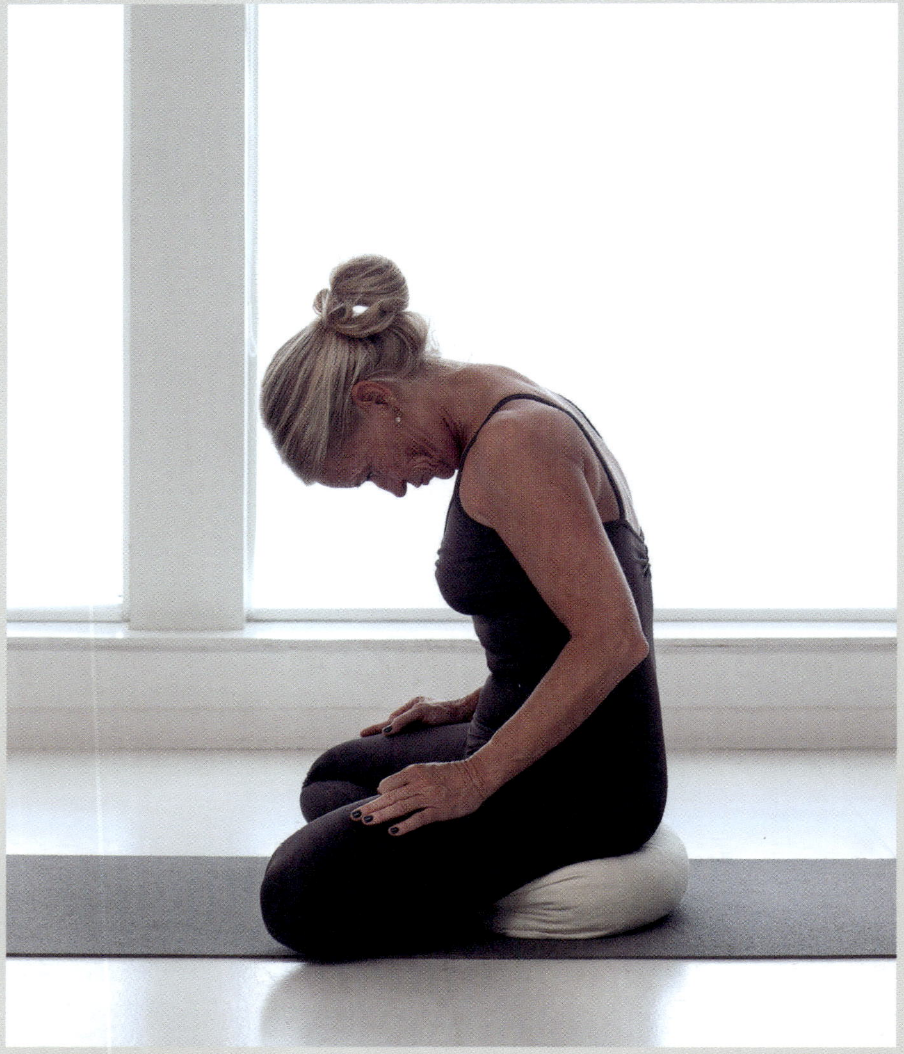

1. Im Schneidersitz (eventuell auf einem Kissen) oder im Fersensitz beginnen. Einatmen und die Luft anhalten, dabei den Kopf vorbeugen und den Halsverschluss setzen.
Dann den Wurzelverschluss setzen, dafür den Beckenboden anspannen und bis drei zählen.

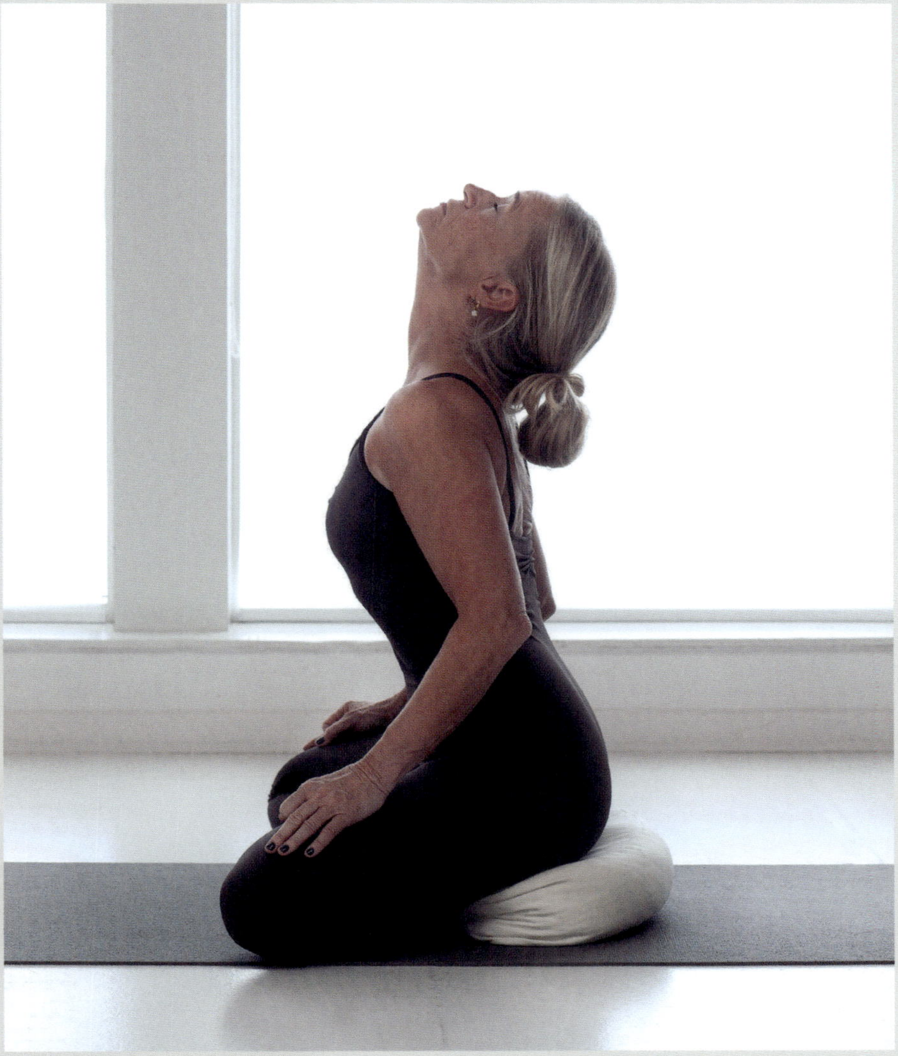

2. Die Aufmerksamkeit auf die Schilddrüse richten. Ausatmen, dabei Wurzel- und Halsverschluss lösen, gleichzeitig den Kopf nach hinten legen und die vordere Halsseite/die Schilddrüse dehnen.
Wenn die Lunge vollständig leer ist, den Bauchverschluss aktivieren, indem du das Zwerchfell anhebst. Spüre die Dehnung an der vorderen Halsseite/der Schilddrüse. Wenn du die Luft nicht länger anhalten kannst, atmest du ein und hebst dabei den Kopf.
Die Übungen in einem durchgehenden Flow insgesamt dreimal ausführen.

Übung 11

DEHNUNG IM LIEGEN

Energiefluss zu den Eierstöcken · Aktiviert die innere Energie

Durch das rechte bzw. linke Nasenloch fließen zwei verschiedene Arten von Energie: Durch das rechte Nasenloch strömt aktivierende Energie, die unser Nervensystem anregt, durch das linke Nasenloch beruhigende Energie, die unser Nervensystem entspannt. In dieser Übung nutzen wir die aktivierende Energie, um die Eierstöcke zu stimulieren.

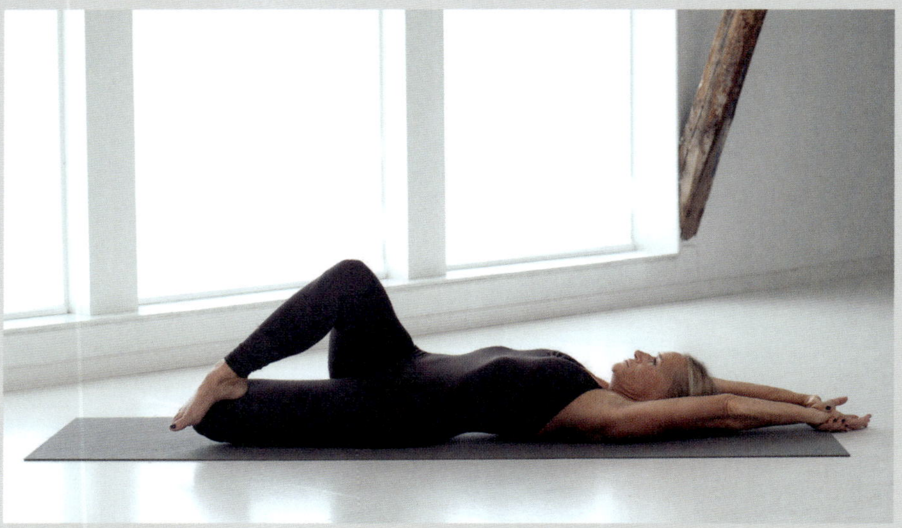

1. In Rückenlage beginnen. Die Beine ausstrecken, die Arme über den Kopf strecken.
Das linke Bein beugen und den Fuß zur rechten Pobacke strecken. Das verstärkt die Dehnung auf der linken Seite.
Den rechten Fuß auf das linke Knie stellen, um die Position zu halten.

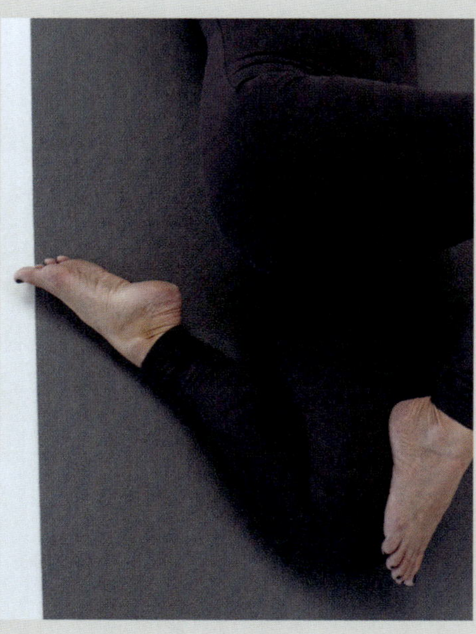

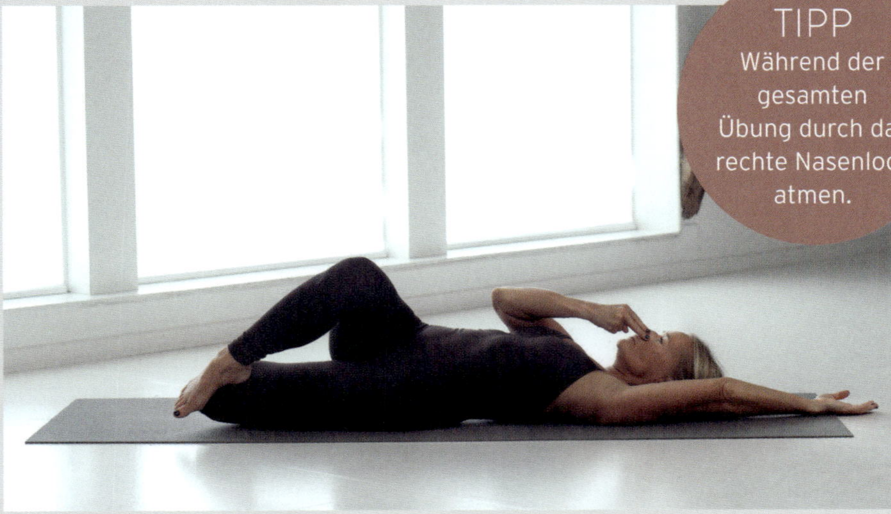

TIPP
Während der gesamten Übung durch das rechte Nasenloch atmen.

2. Dann mit dem rechten Zeige- und Mittelfinger das linke Nasenloch verschließen. Sieben Bhastrika-Atemzüge. Durch das rechte Nasenloch atmen und bei jedem Ausatmen den Bauch nach innen ziehen.

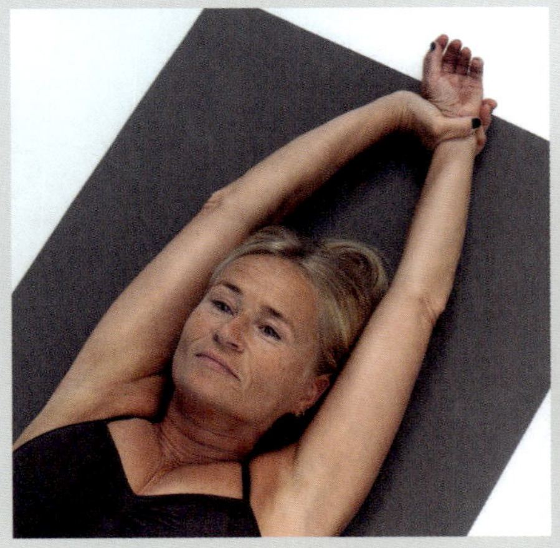

3. Das linke Handgelenk nun mit der rechten Hand umfassen, was die Dehnung verstärkt. Die Energie in den linken Eierstock lenken. Einatmen, und die Arme entspannen, aber weiter ums Handgelenk halten.

Den Bauchverschluss setzen: vollständig ausatmen und das Zwerchfell anheben. Gleichzeitig die Arme durchstrecken.
Den Bauchverschluss so lange wie möglich halten. Dann langsam einatmen und aus der Position kommen.

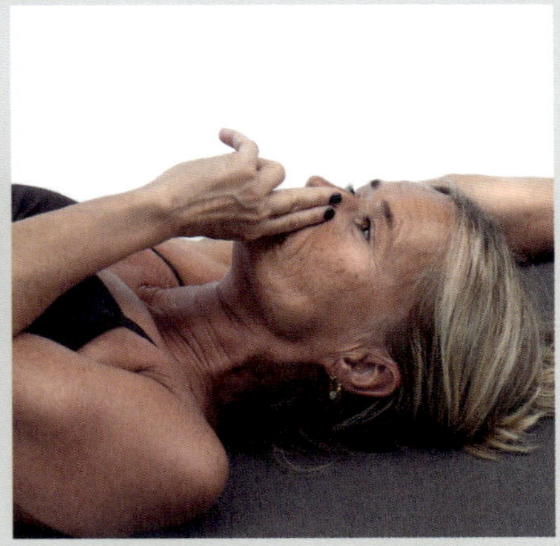

4. Die Seite wechseln: Die rechte Seite dehnen und das linke Nasenloch mit dem linken Zeige- und Mittelfinger verschließen. Sieben Bhastrika-Atemzüge, dann die Energie zum rechten Eierstock lenken. Das rechte Handgelenk mit der linken Hand umfassen. Die Übung nach dem Bauchverschluss abschließen.

Übung 12

DYNAMISCHER SCHULTERSTAND

Energiefluss zu Schilddrüse und Hypophyse · Beruhigt das Gehirn und lindert Stress und leichte Depressionen · Stimuliert die Schilddrüse und die inneren Organe · Dehnt Nacken und Schultern · Unterstützt die Verdauung · Verringert Müdigkeit und Schlafprobleme · Aktiviert die Hypophyse

Der Schulterstand ist eine Umkehrhaltung. Wir praktizieren ihn hier dynamisch, was bedeutet, dass du mit den Beinen arbeitest, während du auf den Schultern stehst. Zu Anfang kann die Übung eine Herausforderung sein, aber gib nicht auf. Mach ab und zu eine Pause, sodass du es nach und nach schaffst, ungefähr fünf Minuten am Stück auf den Schultern zu bleiben.

Fällt dir Schulterstand schwer?

1. Wenn während der Übung deine Daumen oder Handgelenke müde werden, kannst du den Körper ablegen und etwas entspannen. Die Handgelenke kreisen lassen, damit sich die Spannung löst. Dann weitermachen, bis du insgesamt fünf Minuten im Schulterstand warst.

2. Sollten deine Hüften zu schwer sein, kannst du sie auf einer Sofakante abstützen, sodass der Po höher ist als das Sofa und du dich frei bewegen kannst.

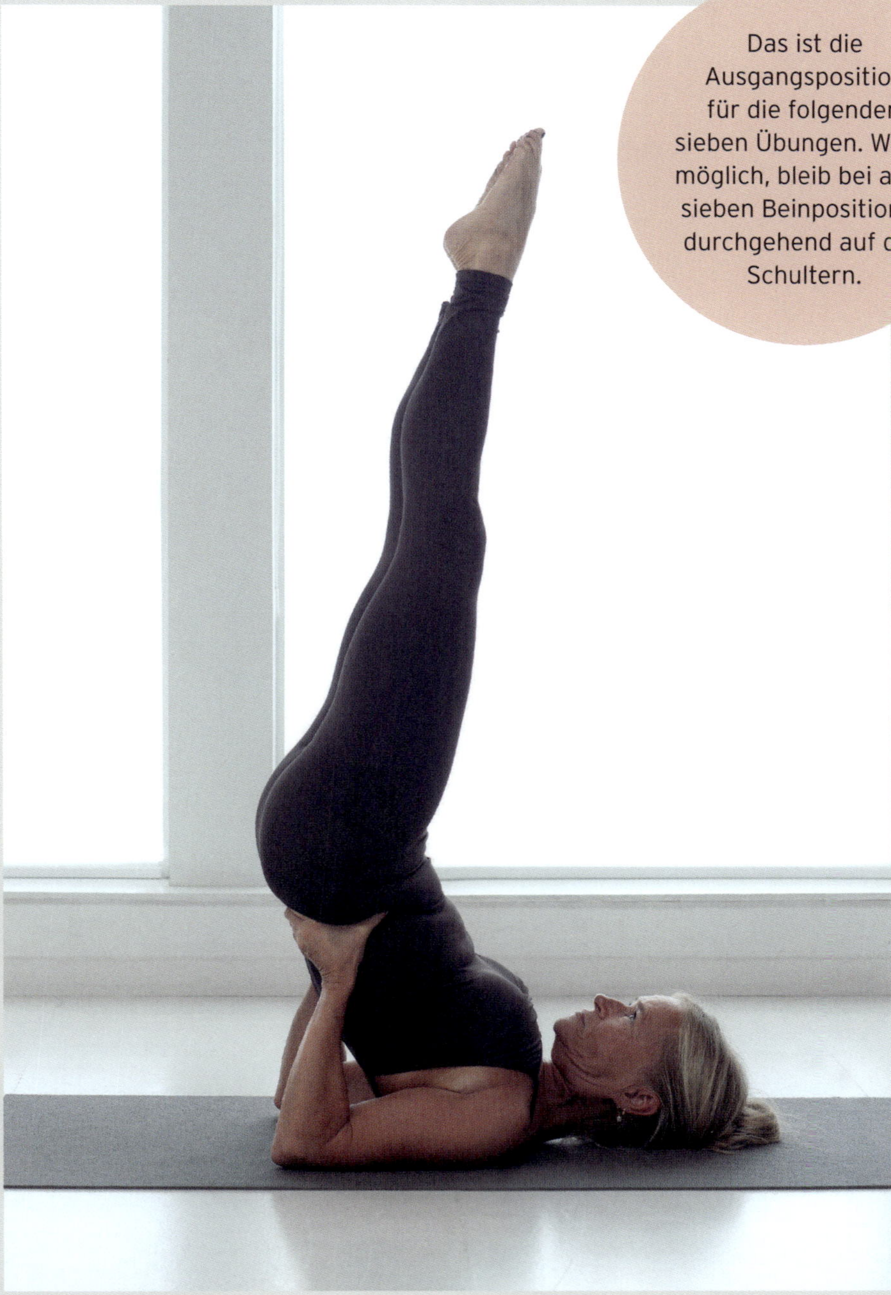

Das ist die Ausgangsposition für die folgenden sieben Übungen. Wenn möglich, bleib bei allen sieben Beinpositionen durchgehend auf den Schultern.

In Rückenlage beginnen. Einatmen. Zuerst die Beine, dann die Hüften anheben, die Hände stützen die Lenden.
Die Daumen in Taillenhöhe vorn auf die Hüftknochen legen. Dadurch atmest du bei Bhastrika gegen mehr Widerstand an, und die Eierstöcke werden besser massiert.

Die Übung geht auf der nächsten Seite weiter

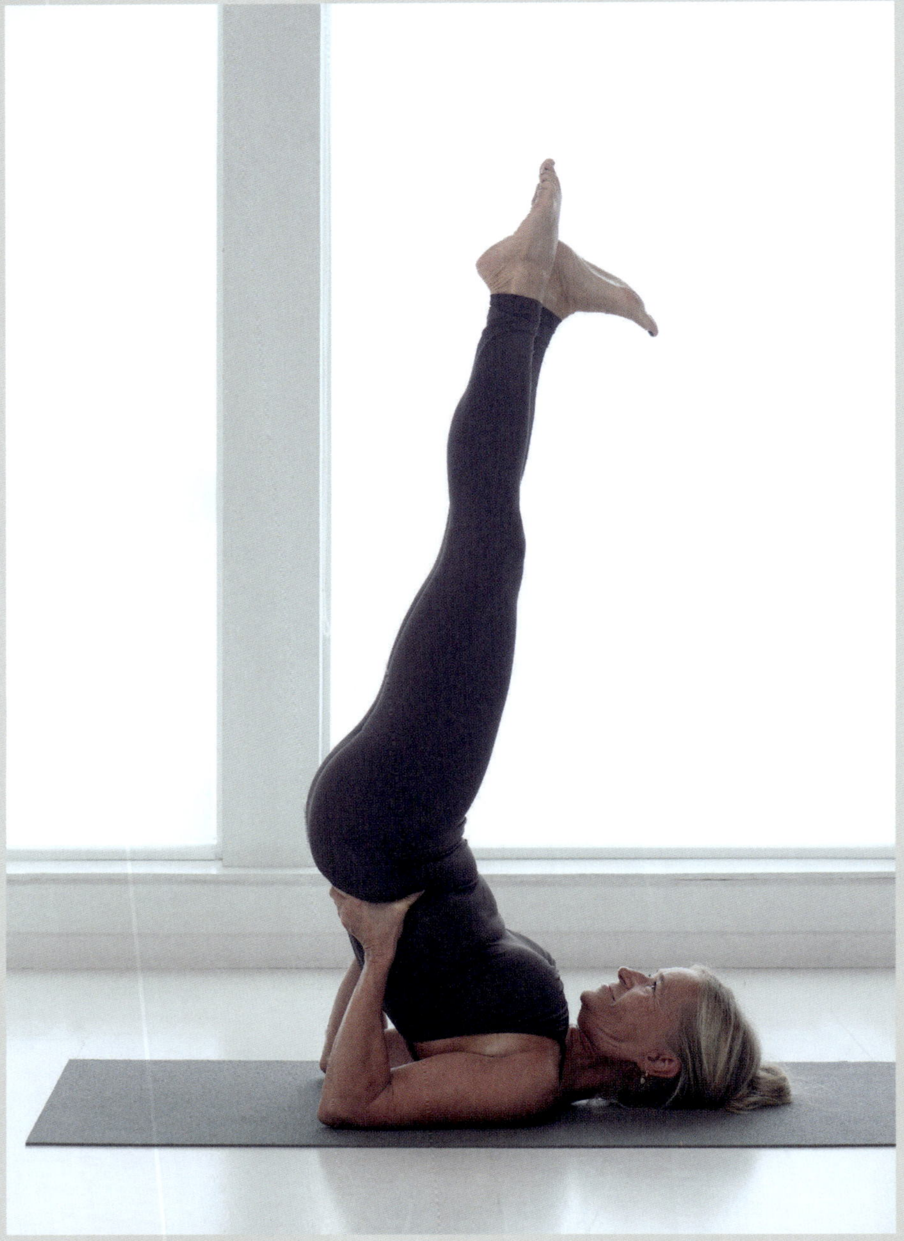

1. Nacken und Hals entspannen, das Gewicht auf den Schultern ruhen lassen.

Sieben Bhastrika-Atemzüge. Beim Einatmen den linken Fuß strecken und den rechten anziehen, beim Ausatmen den linken Fuß anziehen und den rechten strecken. Dann die Energie zu Schilddrüse und Hypophyse leiten. Dabei im Hals entspannt bleiben, damit die Energie gut zur Hypophyse fließen kann.

Die Seite wechseln: Beim Einatmen den rechten Fuß strecken und den linken anziehen, beim Ausatmen umgekehrt. Nach sieben Bhastrika-Atemzügen die Energie wieder zu Schilddrüse und Hypophyse leiten.

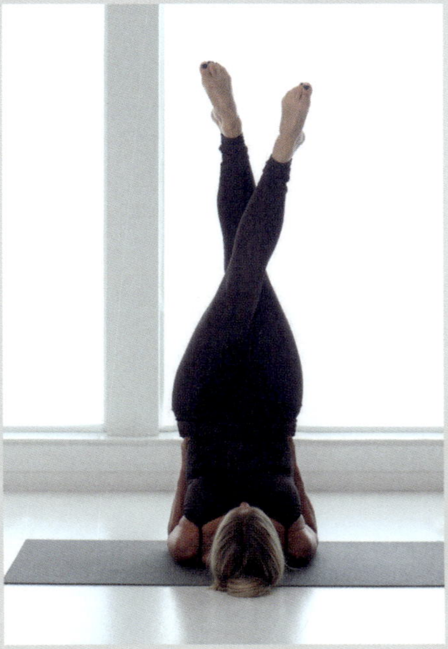

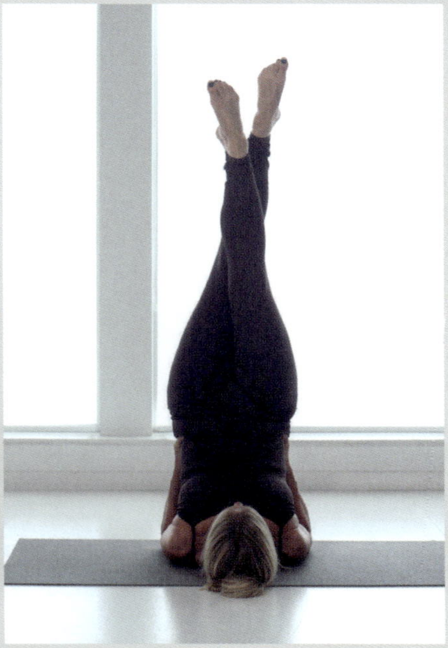

2. Die Beine im Takt der Bhastrika-Atmung bewegen: beim Einatmen leicht spreizen und beim Ausatmen überkreuzen. Das rechte und das linke Bein sind abwechselnd vorne. Sieben Bhastrika-Atemzüge.

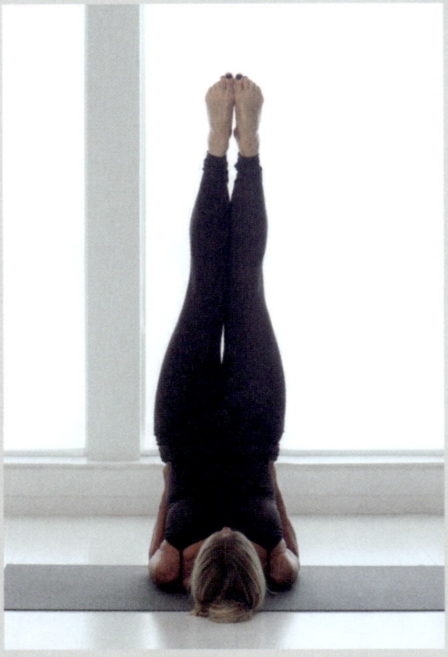

Mit geschlossenen, gestreckten Beinen enden und die Energie zu Schilddrüse und Hypophyse lenken.

Die Seite wechseln: Die Bewegung mit dem anderen Bein beginnen. Sieben Bhastrika-Atemzüge, dann die Energie wieder zu Schilddrüse und Hypophyse lenken.

Die Übung geht auf der nächsten Seite weiter

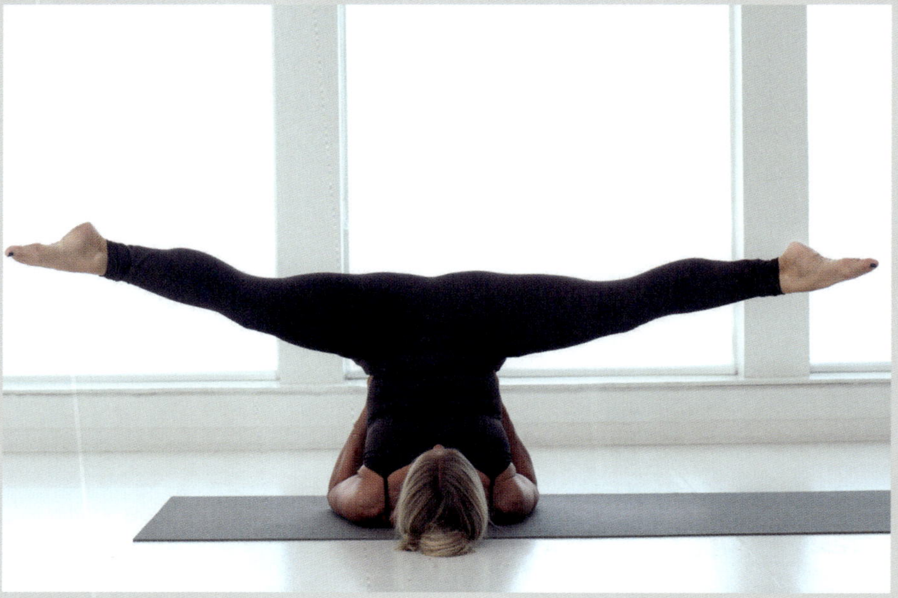

3. Die Beine zu einem breiten V spreizen.
Die Muskeln im Beckenboden und am Anus vollständig entspannen.
15 Bhastrika-Atemzüge. Dabei die Position halten und spüren, wie sich das Zwerchfell bei jedem Atemzug auf und ab bewegt.

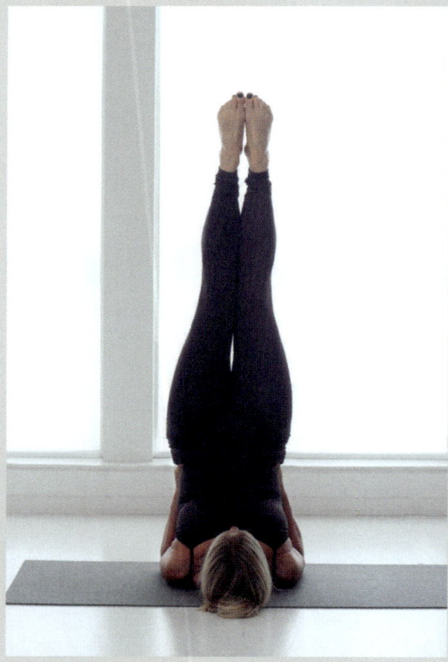

Mit geschlossenen, gestreckten Beinen enden und die Energie zu Schilddrüse und Hypophyse lenken.

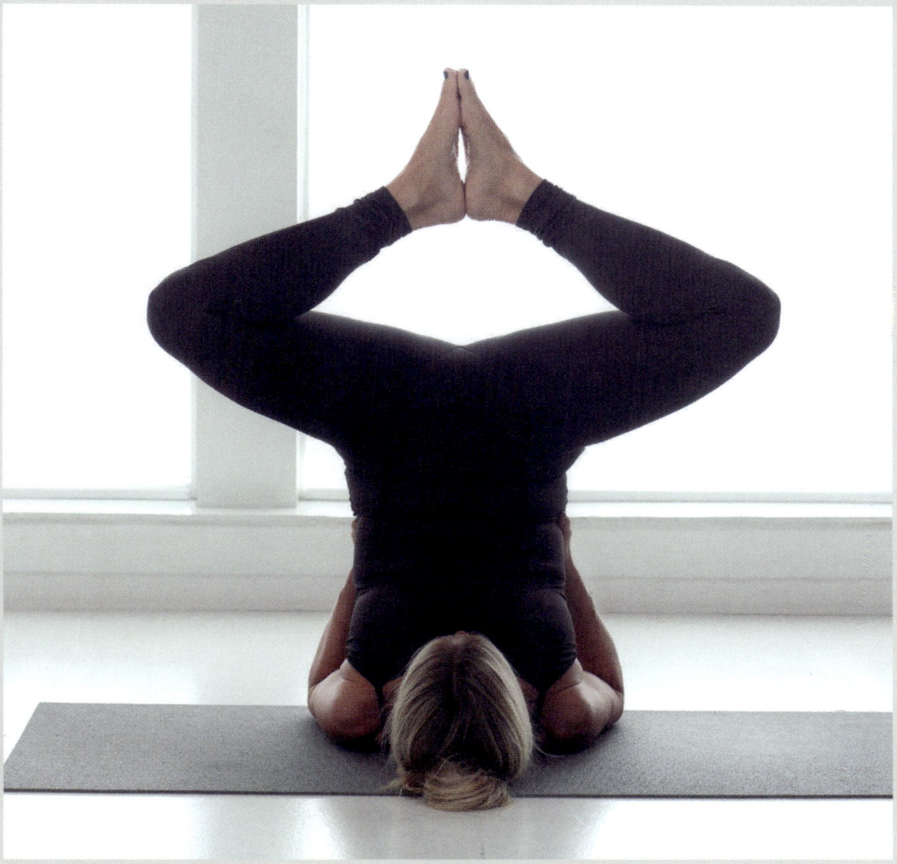

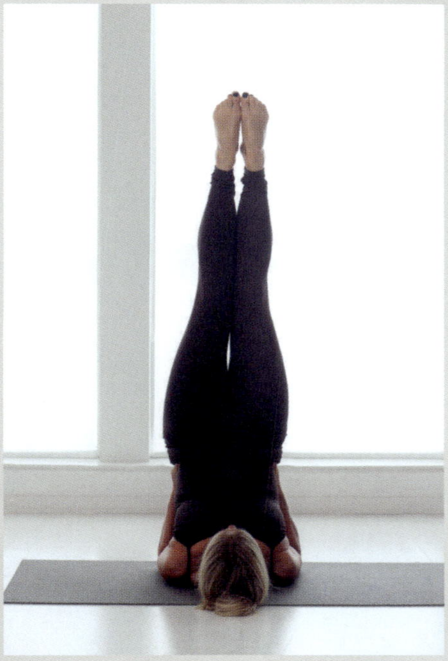

4. Die Beine beugen und die Fußsohlen aneinander legen.
15 Bhastrika-Atemzüge. Beim Einatmen die Beine strecken, und beim Ausatmen die Beine beugen, sodass die Fersen ganz nah an den Unterleib kommen.

Mit geschlossenen, gestreckten Beinen enden und die Energie zu Schilddrüse und Hypophyse lenken.

Die Übung geht auf der nächsten Seite weiter

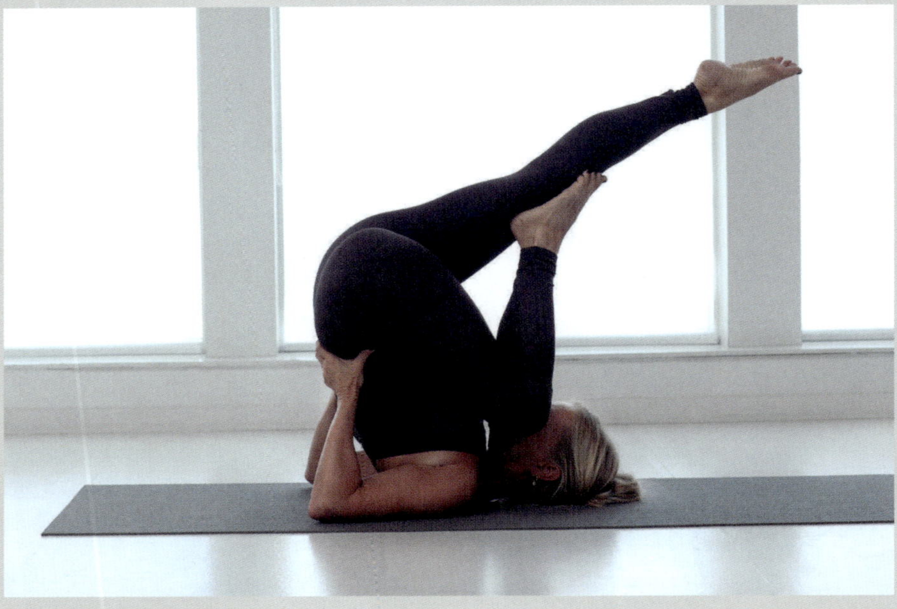

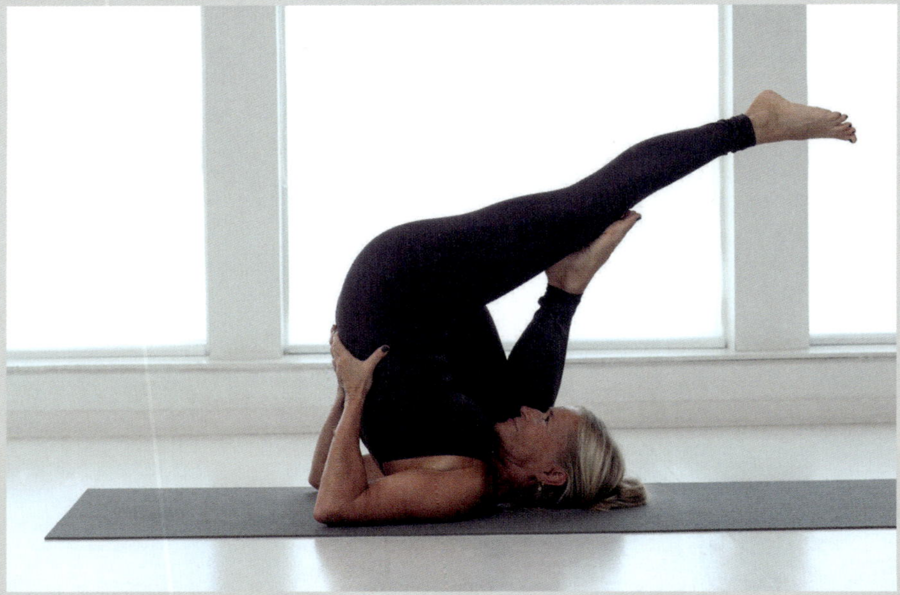

5. Das linke Bein beugen, den Fuß ans rechte Knie legen und das linke Bein links neben den Kopf senken. Sieben Bhastrika-Atemzüge lang halten.

Einatmen, die Beine geschlossen strecken und die Energie zu Schilddrüse und Hypophyse lenken.

Die Seite wechseln: Das rechte Bein beugen, den Fuß ans linke Knie legen und das rechte Bein rechts neben den Kopf senken. Sieben Bhastrika-Atemzüge.

Einatmen, die Beine geschlossen strecken und die Energie wieder zu Schilddrüse und Hypophyse lenken.

TIPP
Immer daran denken, den Nabel beim Ausatmen an die Wirbelsäule zu ziehen.

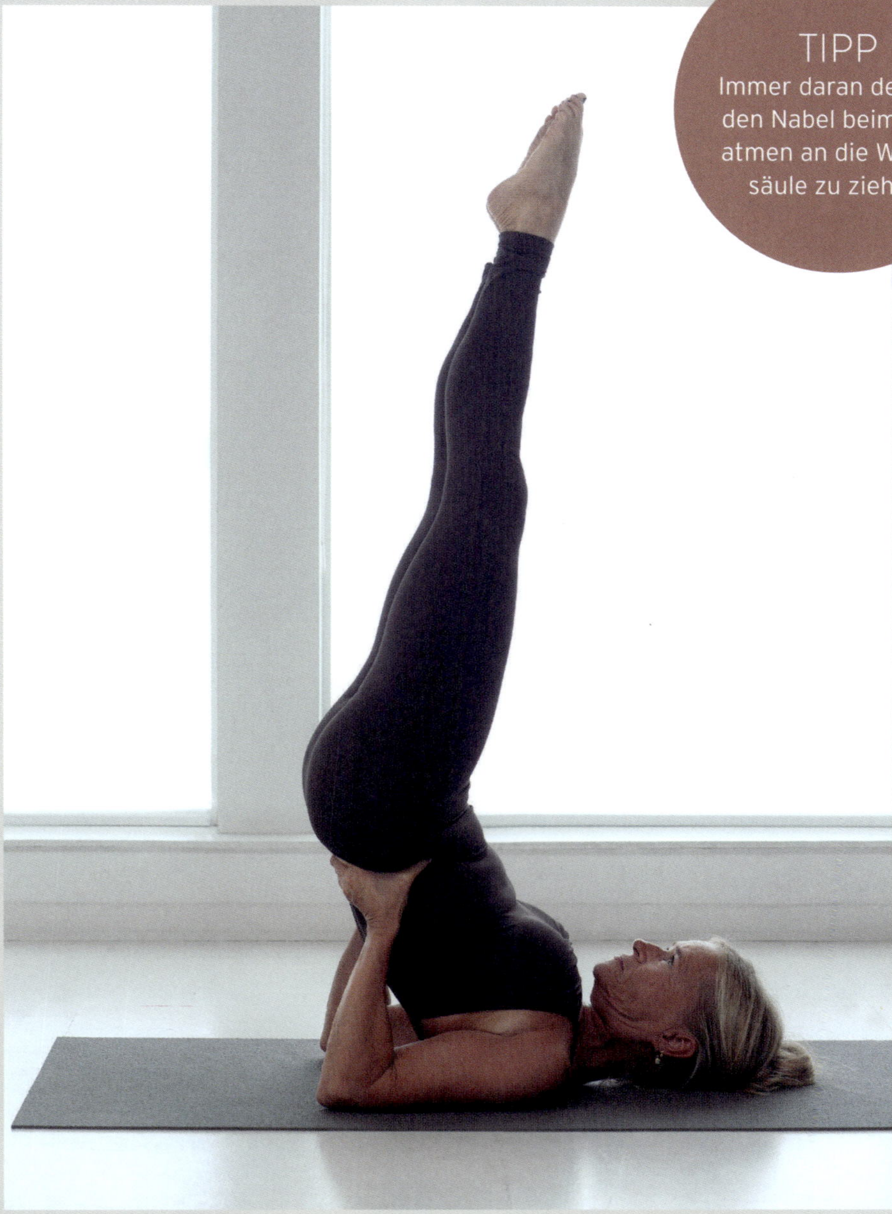

6. Zurück zur Ausgangsposition.

Den Beckenboden anspannen und bis fünf zählen. Dann den Beckenboden entspannen. Diese Bewegung fünfmal ausführen.

Dann die Energie zu Schilddrüse und Hypophyse lenken.

Die Übung geht auf der nächsten Seite weiter

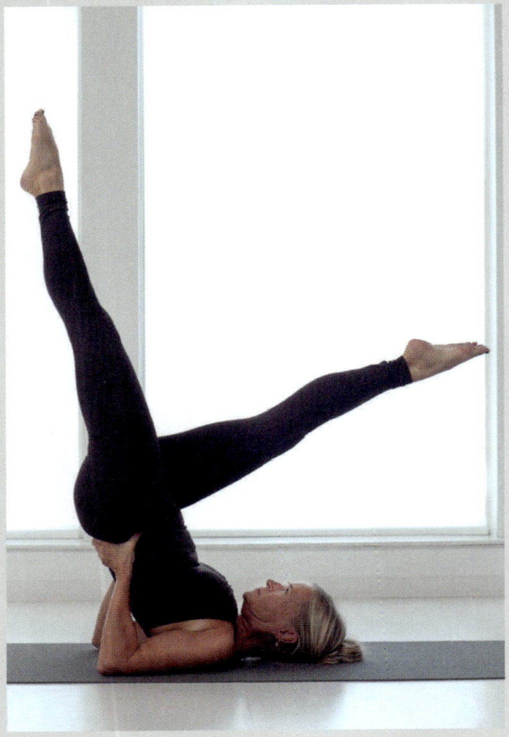

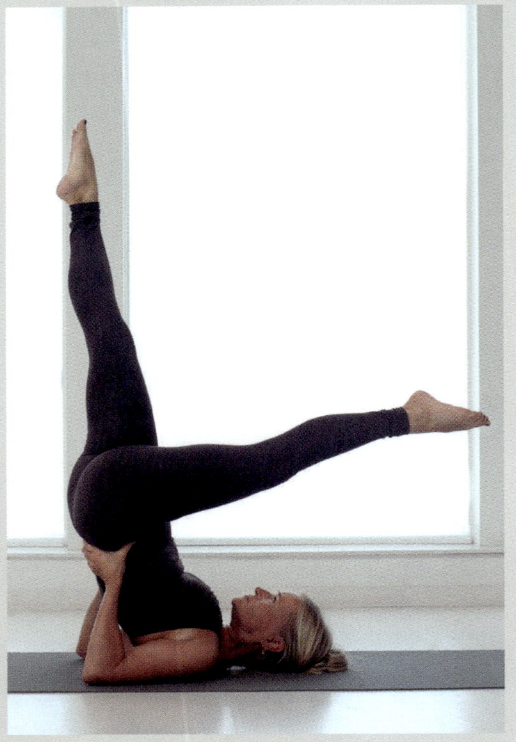

7. Sieben Bhastrika-Atemzüge. Beim Einatmen das rechte Bein Richtung Kopf sinken lassen, beim Ausatmen das linke. Dann einatmen, die Beine strecken und die Energie zu Schilddrüse und Hypophyse lenken.

Die Seite wechseln: Weitere sieben Bhastrika-Atemzüge, beim Einatmen das linke Bein Richtung Kopf sinken lassen, beim Ausatmen das rechte.

Solltest du die Beine zu Anfang nicht ganz so weit sinken lassen können, keine Sorge, das kommt mit der Zeit.

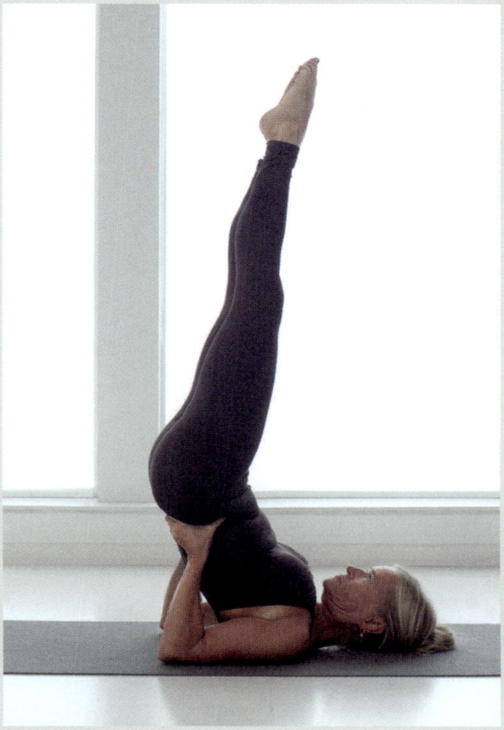

Zum Abschluss die Beine in der Ausgangsposition schließen, und langsam, Wirbel für Wirbel, abrollen und wieder in die Rückenlage kommen.

TIPP

Es kann sein, dass du Spannung im Körper spürst, wenn du wieder auf dem Rücken liegst. Das ist ganz normal. Du kannst dich leichter entspannen, wenn du tief einatmest oder die Knie an die Brust ziehst.

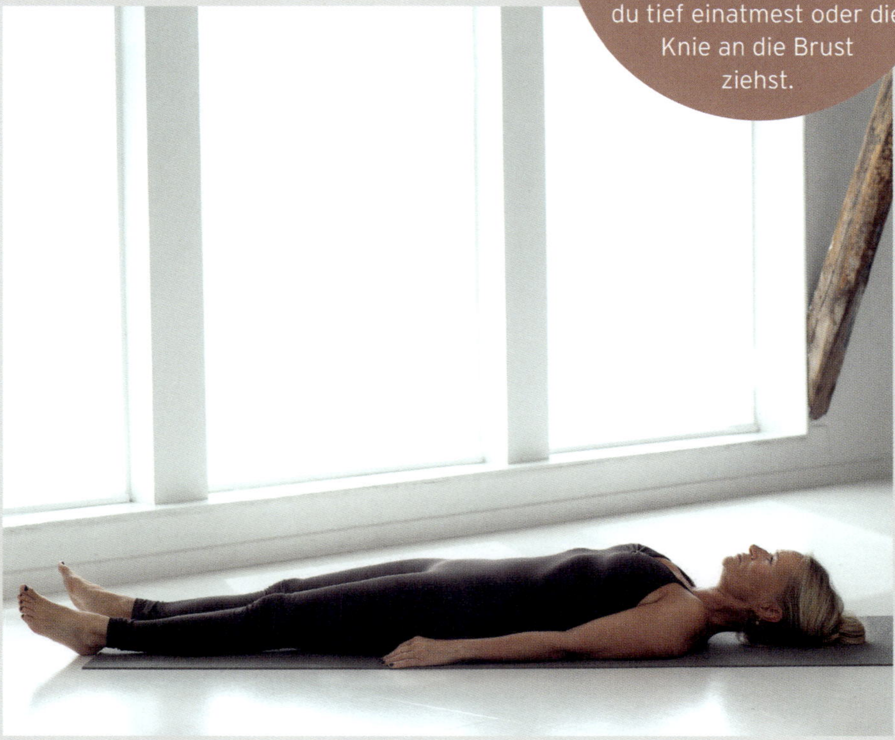

Übung 13

YOGA NIDRA 2 – FÜSSE UND BEINE

Aktiviert Eierstöcke, Schilddrüse und Hypophyse · Reinigt die Energiebahnen in den Beinen

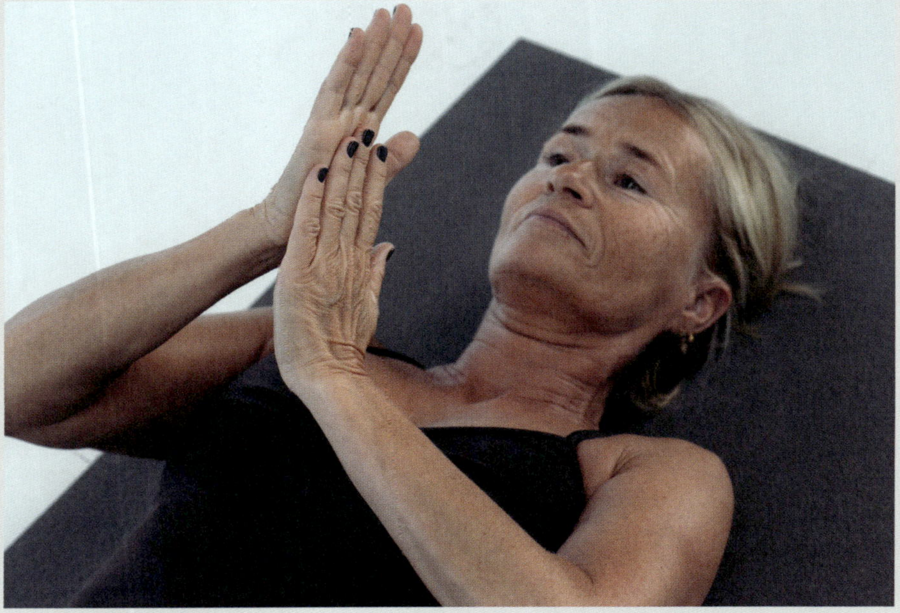

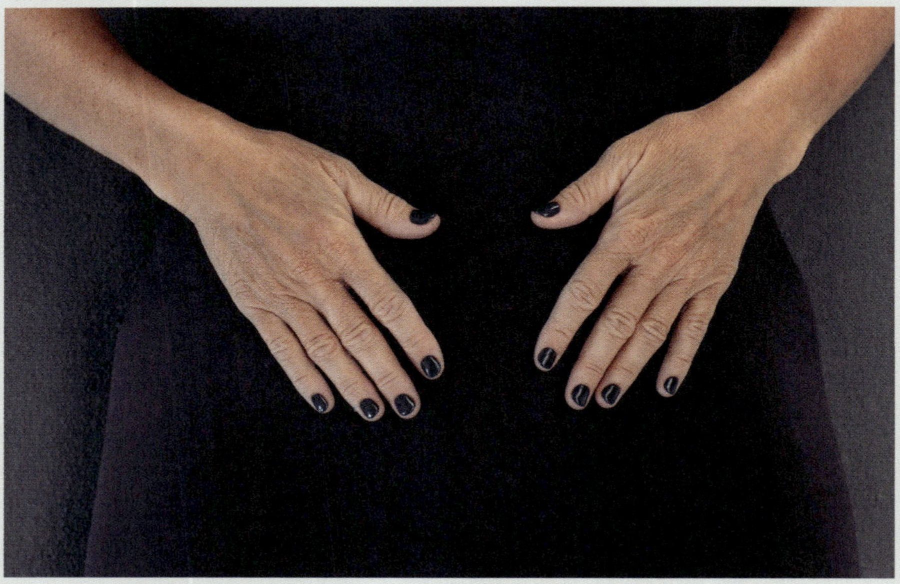

In Rückenlage mit ausgestreckten Beinen beginnen. Die Hände aneinanderreiben, bis sie warm sind, und auf den Unterbauch in Höhe der Eierstöcke legen.

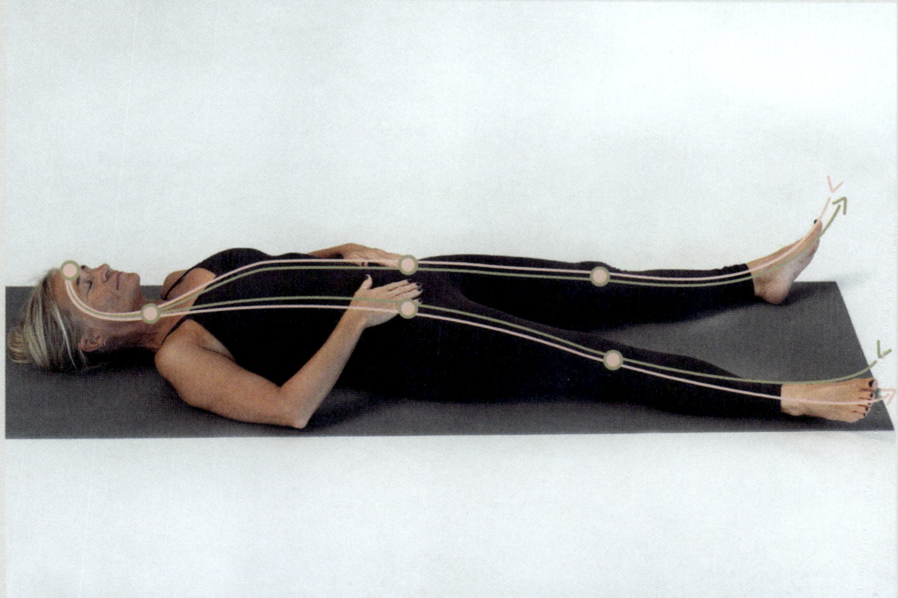

• Atme langsam durch den linken Fuß ein. Spüre, wie die Energie durch den Fuß strömt, hoch zum Knie (Vielleicht kannst du dir vorstellen, dass das Knie aufleuchtet, wenn die Energie es erreicht), weiter in den linken Eierstock (auch er leuchtet) und bis zur Schilddrüse am Hals (sie leuchtet).

• Atme durch den Punkt zwischen den Augenbrauen aus, lenke deine Aufmerksamkeit dabei auf die Hypophyse im Zentrum des Kopfes. Spüre, wie sich die Energie wie ein helles, weißes Licht im Kopf ausbreitet.

• Einatmen durch den Punkt zwischen den Augenbrauen, lenke deine Aufmerksamkeit dabei auf die Hypophyse. Langsames Ausatmen durch die rechte Körperseite. Schicke dabei die Energie zur Schilddrüse, weiter zum rechten Eierstock, dem rechten Knie und Fuß. Stell dir vor, wie verbrauchte Energie durch den rechten Fuß verschwindet.

• Einatmen durch den rechten Fuß, bis zum rechten Knie, weiter bis zum rechten Eierstock und hoch bis zur Schilddrüse. Ausatmen durch den Punkt zwischen den Augenbrauen.

• Einatmen durch den Punkt zwischen den Augenbrauen und bis zur Hypophyse. Ausatmen durch die linke Körperseite, durch den Eierstock, das linke Knie und dann durch den Fuß. Stell dir vor, wie verbrauchte Energie durch den rechten Fuß verschwindet.

Die Übung fünfmal ausführen und mit einer Ausatmung durch den linken Fuß enden.

Übung 14

YOGA NIDRA 3 – DIE SIEBEN CHAKREN

Öffnet und aktiviert die sieben Chakren

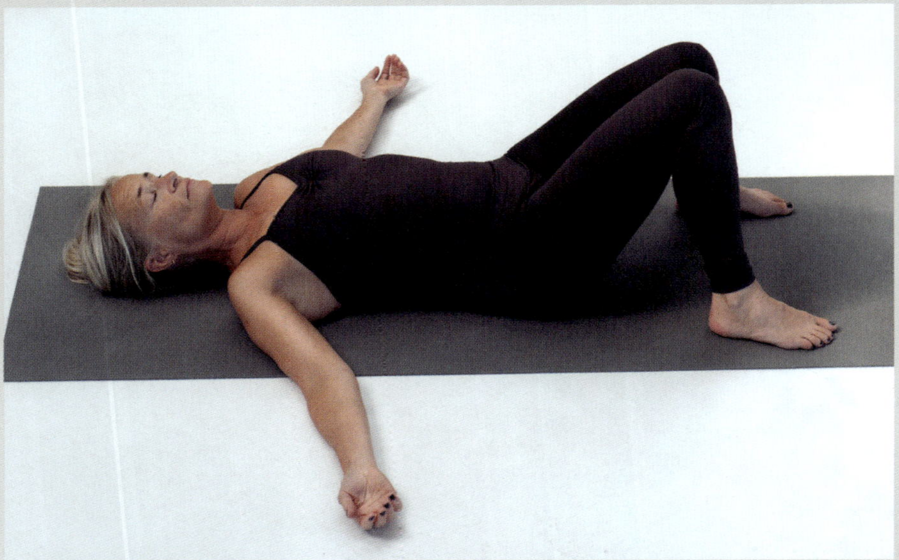

Diese Übung folgt direkt auf die vorhergehende.
In Rückenlage bleiben, die Beine aufstellen. Die Füße stehen hüftbreit, die Knie fallen zueinander. Die Arme mit etwas Abstand zum Körper entspannt ablegen, die Handinnenflächen nach oben.

• Atme langsam ein. Dabei stellst du dir vor, dass du durch den Punkt zwischen den Augenbrauen, das 6. Chakra, Licht aufnimmst.
Atme langsam durch denselben Punkt aus und spüre, wie sich die Energie wie ein helles, weißes Licht im Kopf ausbreitet.

• Noch einmal einatmen durch das 6. Chakra. Richte deine Aufmerksamkeit dorthin und sammle die Energie an diesem Punkt.
Dann richte die Aufmerksamkeit auf das 1. Chakra unten an der Wirbelsäule. Ausatmen. Spüre, wie die Energie entlang der Wirbelsäule wie eine Welle aus weißem Licht nach unten zum 1. Chakra fließt.

• Einatmen. Richte deine Aufmerksamkeit auf das 1. Chakra. Ausatmen durch das 1. Chakra, stell dir dabei vor, dass es sich öffnet und die Energie sich im ganzen Körper verteilt.

• Einatmen. Richte deine Aufmerksamkeit auf das 2. Chakra, knapp unter dem Nabel. Ausatmen durch das 2. Chakra. Spüre, wie es sich langsam öffnet und sich die Energie im Körper verteilt.

• Einatmen. Richte deine Aufmerksamkeit auf das 3. Chakra, knapp über dem Nabel. Ausatmen durch das 3. Chakra. Spüre, wie es sich langsam öffnet und die Energie sich im Körper verteilt.

• Einatmen. Richte deine Aufmerksamkeit auf das 4. Chakra, auf der Höhe des Herzens. Ausatmen durch das 4. Chakra. Spüre, wie es sich langsam öffnet und die Energie sich im Körper verteilt.

• Einatmen. Richte deine Aufmerksamkeit auf das 5. Chakra, unten im Hals. Ausatmen durch das 5. Chakra. Spüre, wie es sich langsam öffnet und die Energie sich im Körper verteilt.

• Einatmen. Richte deine Aufmerksamkeit auf das 6. Chakra, das zwischen den Augenbrauen liegt. Ausatmen durch das 6. Chakra. Spüre, wie es sich langsam öffnet und die Energie sich im Körper verteilt.

• Einatmen. Richte deine Aufmerksamkeit auf das 7. Chakra, oben auf dem Kopf. Ausatmen durch das 7. Chakra. Spüre, wie es sich langsam öffnet und die Energie oben aus dem Kopf strömt.

• Spüre, wie du die sieben Chakren geöffnet und aktiviert hast. Dein Körper ist von hellem, weißem Licht erfüllt – vom Steißbein bis zum Kopf.

Nun komm allmählich zurück. Nimm den Raum wahr, in dem du liegst. Spüre deinen Körper und deine Atmung. Bewege Finger und Zehen. Strecke dich, und komm langsam mit geradem Rücken und langem Hals in den Schneidersitz. Jetzt bist du bereit für eine beruhigende Meditation.

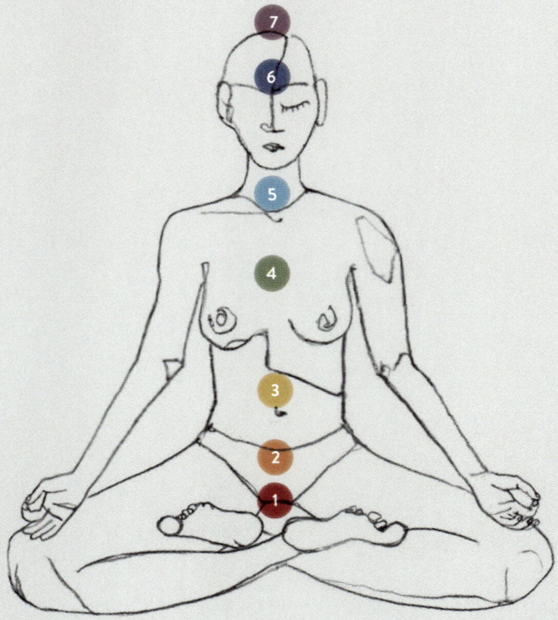

JULIE

Statt die Übungen als etwas zu sehen, wozu ich mich zwingen muss, sehe ich sie als Freizeit an. Sie sind weder schwierig noch anstrengend und damit eine willkommene Pause im schönen, stressigen Alltag!

MEDITATION

Täglich zu meditieren ist eine der effektivsten Arten, sich selbst gegenüber achtsam zu sein. Wenn man meditiert, kommen die Sinne und das Nervensystem zur Ruhe, das Gedankenkarussell dreht sich langsamer – und alles wird klarer.

ATEM-MEDITATION

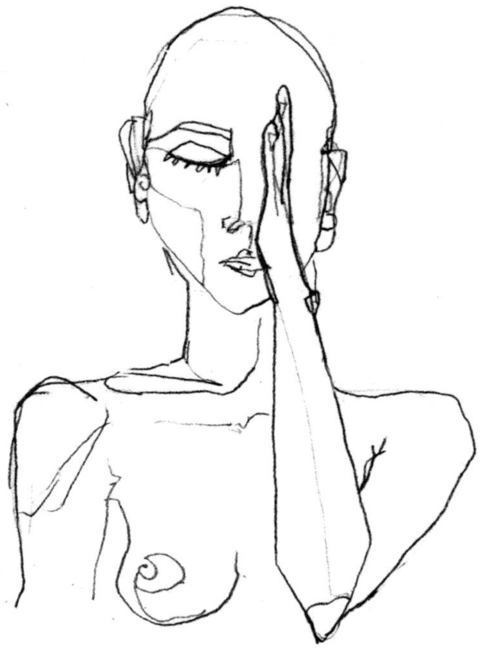

Meditation ist eine weitverbreitete Methode, sich zu spüren und zu beobachten, wie man sich eigentlich fühlt: gestresst, energiegeladen, glücklich oder traurig? Erst wenn du in der Lage bist, das zu spüren, kannst du beginnen, dein Leben zu verändern.

Wir haben zwei Nervensysteme: das sympathische und das parasympathische. Das sympathische Nervensystem ist aktivierend – wir brauchen es, wenn uns ein Tiger verfolgt oder wir unter Druck stehen. Das parasympathische Nervensystem hingegen fördert Regeneration und Entspannung und hat beim Schlafen oder in Ruhe Vorrang.

Für unser Wohlbefinden ist es wichtig, dass diese beiden Nervensysteme immer im Gleichgewicht sind. Durch ein Übermaß an Stress ist jedoch heutzutage meist der Sympathikus aktiviert. Wenn wir meditieren, aktivieren wir das parasympathische Nervensystem und tragen so zum Gleichgewicht der Systeme bei.

Im Hormonyoga ist Meditation ein Teil der Yogapraxis. Viele Frauen merken, dass Stress zu den auslösenden Faktoren der Wechseljahre gehört oder die Symptome verstärkt. Die Meditationsübungen sind also mindestens so wichtig wie die Yogaübungen.

Beruhigende Atemmeditationen schließen also die Hormonyoga-Sequenz ab. Du entscheidest selbst, welche der vier Übungen du machen möchtest. Wenn du willst, kannst du eine oder mehrere auch im Laufe des Tages machen, unabhängig von der Yogasequenz. Es gibt keine Obergrenze für die Dauer deiner Meditation, aber drei Minuten sollten es mindestens sein.

In der indischen Yogatradition werden während der Meditation bestimmte Handhaltungen, sogenannte *Mudras*, eingenommen, um die Lebensenergie im Körper zu kanalisieren. Es gibt viele *Mudras*, hier wird *Jnana Mudra* eingesetzt. Sie ist eine der am häufigsten genutzten Handhaltungen und gilt als *Mudra* des Wissens und der Erkenntnis. Die Handflächen können nach oben oder unten zeigen.

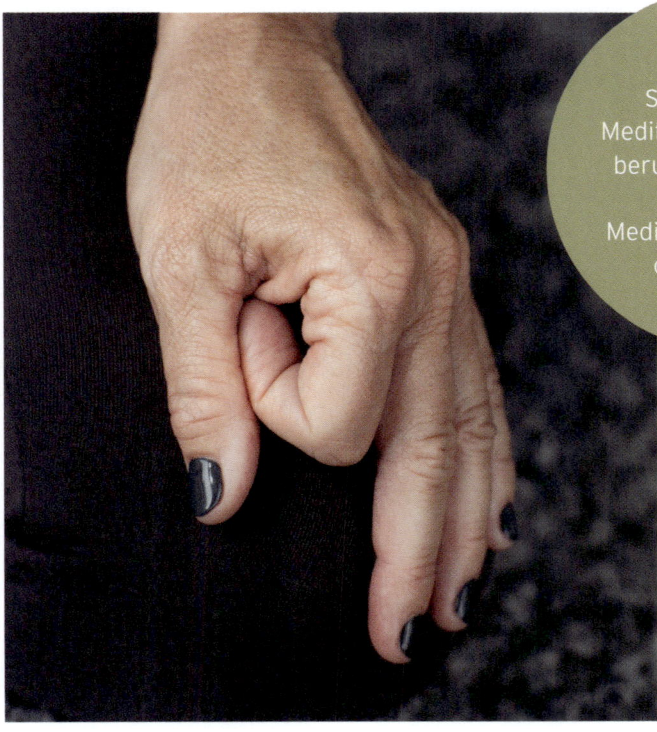

TIPP
Setze bei allen Meditationen die tiefe, beruhigende Bauchatmung ein. Meditiere mindestens drei Minuten.

So geht's: Den Zeigefinger so beugen, dass der Nagel das untere Glied des Daumens berührt. Die anderen Finger sind gestreckt.

BERUHIGENDE ATEMMEDITATION

Mit geradem Rücken im Schneidersitz sitzen. Die Hände liegen auf den Oberschenkeln oder Knien, Daumen und Zeigefinger berühren einander, die Handflächen zeigen nach oben. Die Ausatmung ist doppelt so lang wie die Einatmung.

- Einatmen, dabei bis drei zählen.
- Ausatmen, dabei bis sechs zählen.

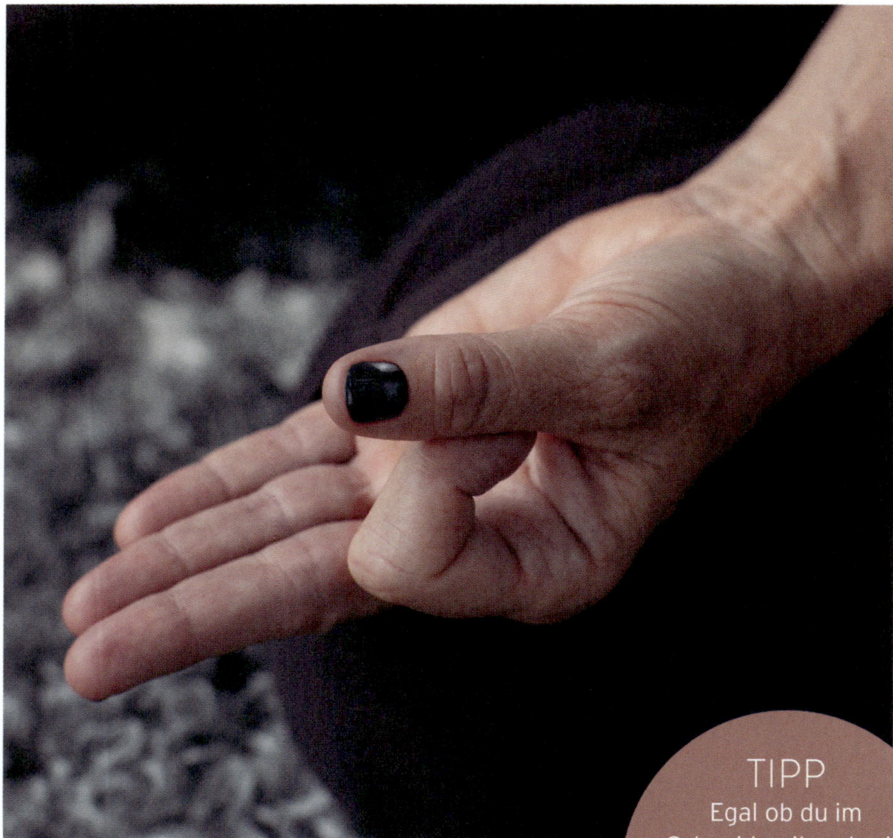

TIPP
Egal ob du im Schneidersitz oder in einer anderen Position meditierst: Achte auf einen geraden Rücken.

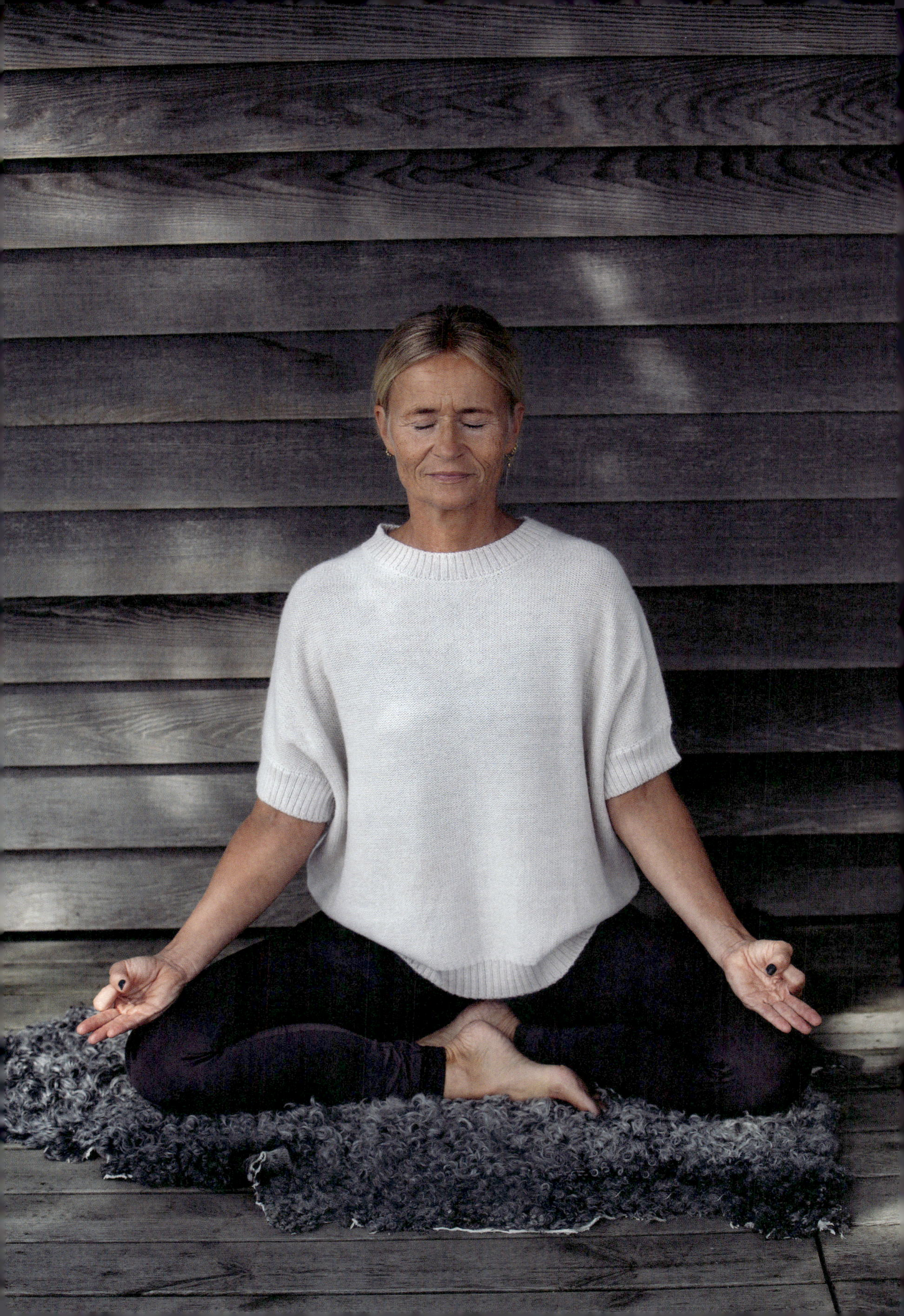

AUSGLEICHENDE ATEMMEDITATION DURCH DAS LINKE UND RECHTE NASENLOCH

Mit geradem Rücken im Schneidersitz sitzen. Die linke Hand auf das linke Knie legen, Daumen und Zeigefinger berühren einander.

Zeige- und Mittelfinger der rechten Hand nach innen legen. Mit Daumen und Ringfinger abwechselnd das rechte und linke Nasenloch verschließen.

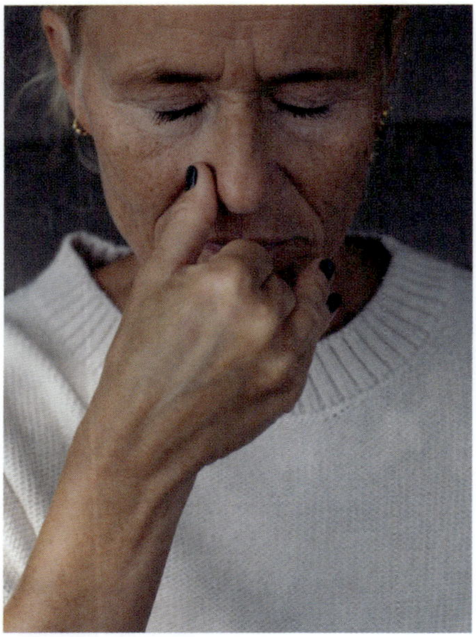

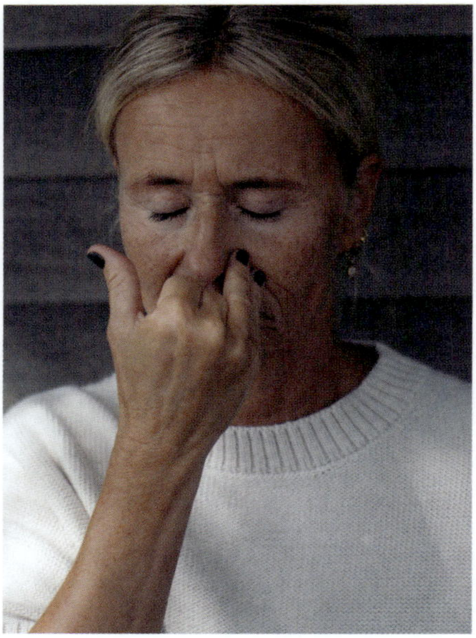

• Das rechte Nasenloch mit dem rechten Daumen verschließen und durch das linke Nasenloch einatmen.

• Dann das linke Nasenloch mit dem rechten Ringfinger verschließen und durch das rechte Nasenloch ausatmen.

Mindestens drei Minuten lang durch das rechte Nasenloch ein- und durch das linke ausatmen.

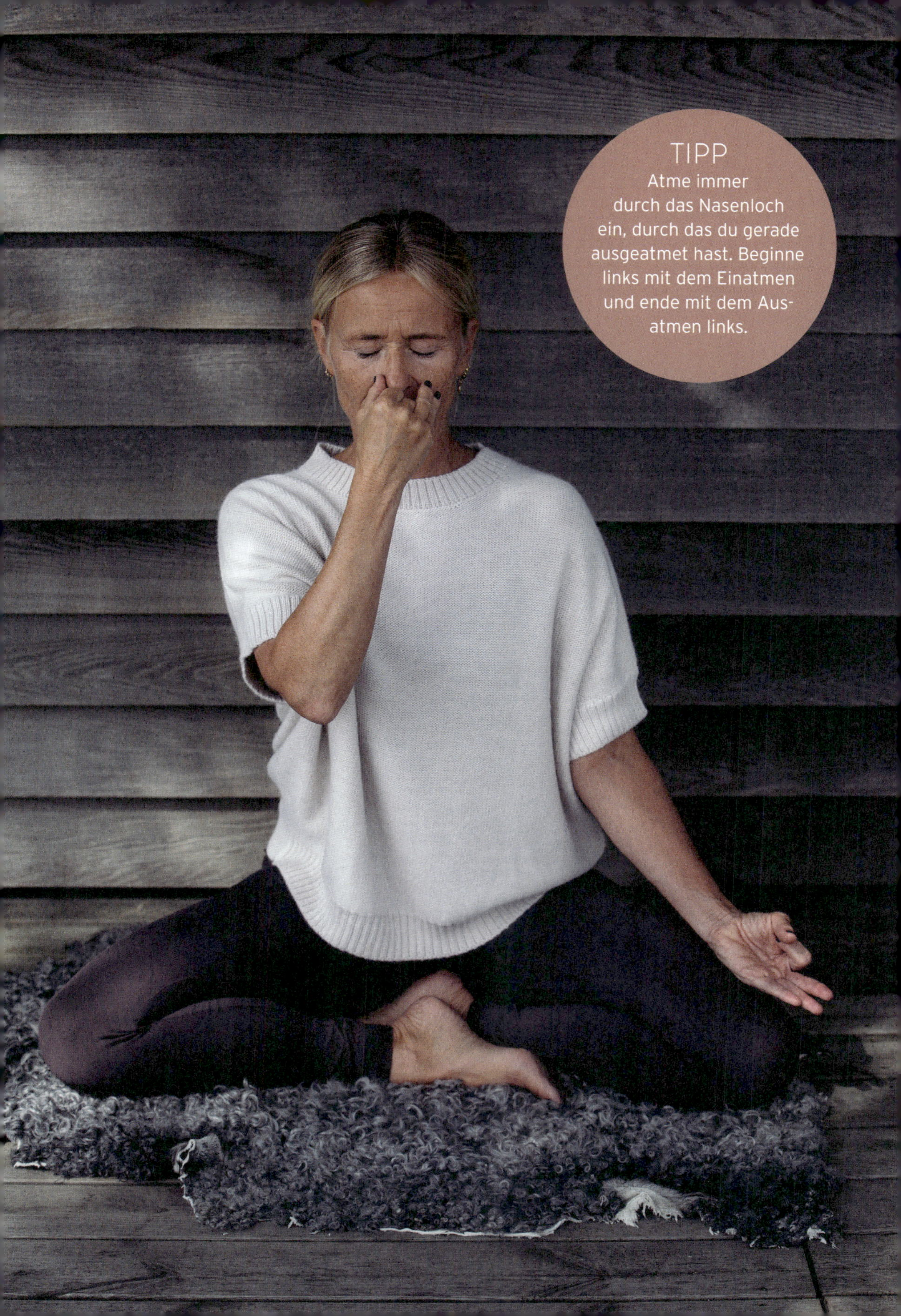

TIPP

Atme immer durch das Nasenloch ein, durch das du gerade ausgeatmet hast. Beginne links mit dem Einatmen und ende mit dem Ausatmen links.

ATEMMEDITATION ZUM STRESSABBAU (BOXATMUNG)

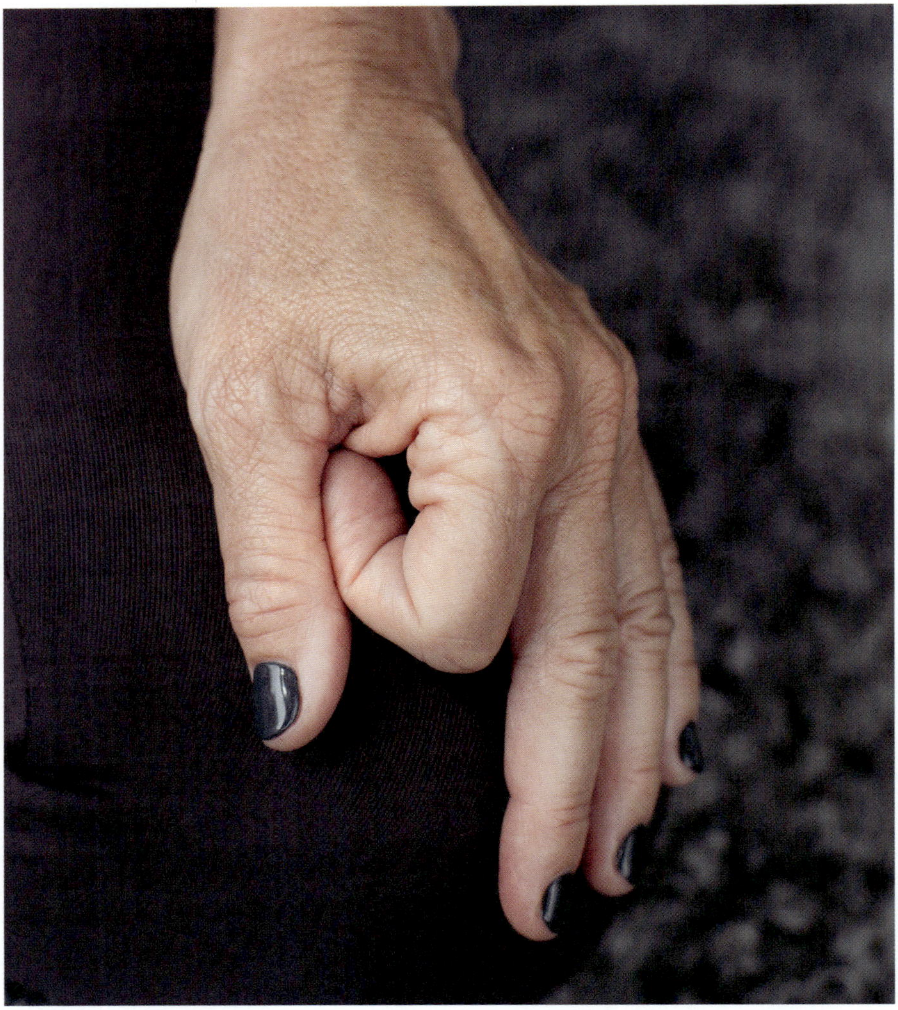

Mit geradem Rücken im Schneidersitz sitzen. Die linke Hand auf das linke Knie legen, Daumen und Zeigefinger berühren einander, die Handflächen zeigen nach unten.

- Einatmen, dabei bis vier zählen.
- Luft anhalten, dabei bis vier zählen.
- Ausatmen, dabei bis vier zählen.
- Luft anhalten, dabei bis vier zählen.

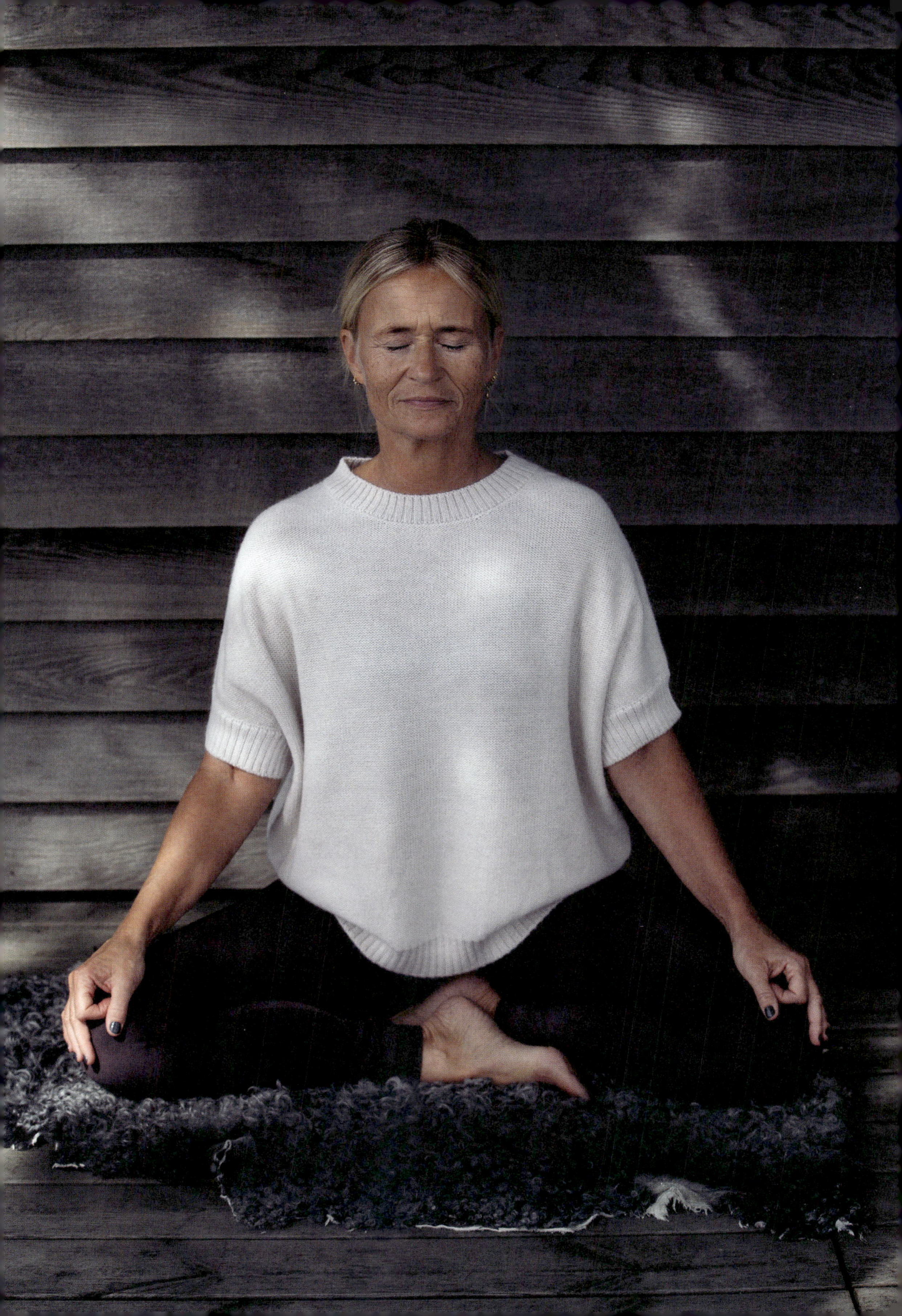

BERUHIGENDE ATEMMEDITATION DURCH DAS LINKE NASENLOCH

Mit geradem Rücken im Schneidersitz sitzen. Die linke Hand auf das linke Knie legen, Daumen und Zeigefinger berühren einander, die Handfläche zeigt nach oben. Bei dieser Meditation atmest du ausschließlich durch das linke Nasenloch.

- Das rechte Nasenloch mit dem rechten Daumen schließen.
- Richte deine Aufmerksamkeit auf die linke Gehirnhälfte.
- Langsam und ruhig durch das linke Nasenloch ein- und ausatmen – nimm dir für die Ausatmung genügend Zeit.
- Spüre, wie Körper und Geist durch die Atmung zur Ruhe kommen.

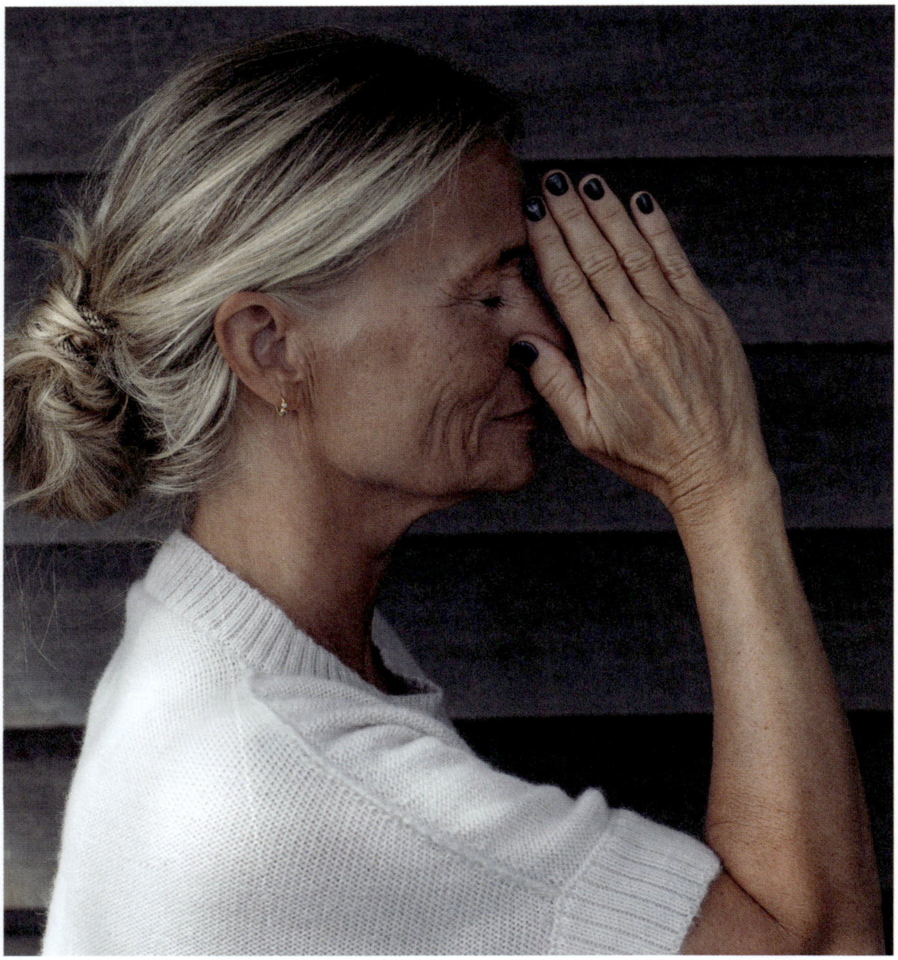

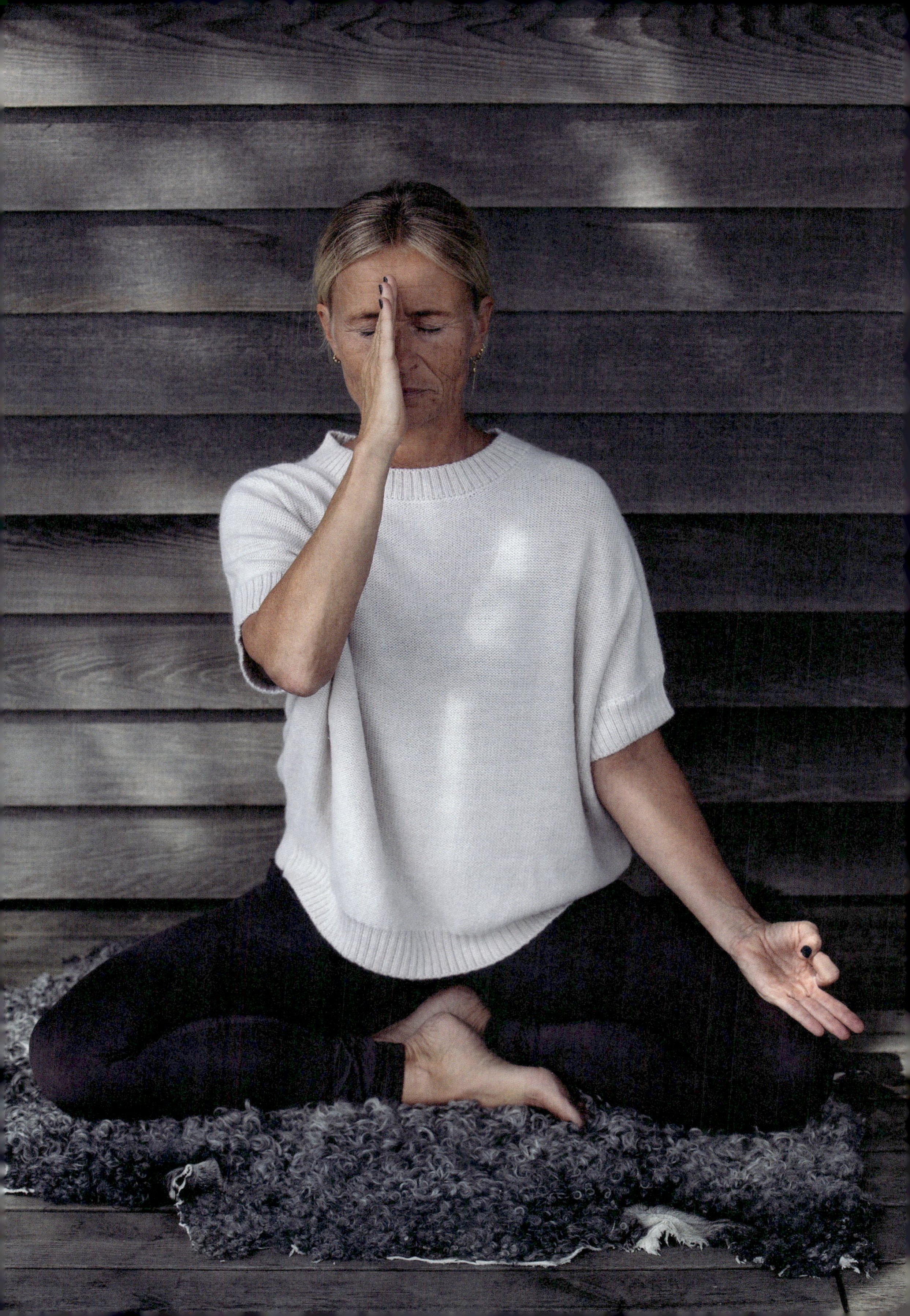

RIA

Ich habe an einem Hormonyoga-Workshop teilgenommen, weil ich hoffte, so meine Wechseljahresbeschwerden lindern zu können – besonders die Schlafprobleme, leichte Hitzewallungen und Probleme mit trockener Haut und abbrechenden Nägeln. Schon nach dem ersten Tag des Workshops schlief ich besser. Nach einem Monat merkte ich, dass ich mehr Energie hatte. Es war, als würde sich mein Körper revitalisieren.

Hormonyoga verlangt tägliche Disziplin, damit es wirkt, und ich habe schnell gemerkt, dass ich wieder schlechter schlafe, wenn ich die Übungen nicht mache. Deswegen fällt es mir mittlerweile leicht, mich zum Training zu motivieren. Und wenn ich morgens praktiziere, hält die ruhige Energie über den gesamten Tag an – sogar im stressigen Alltag.

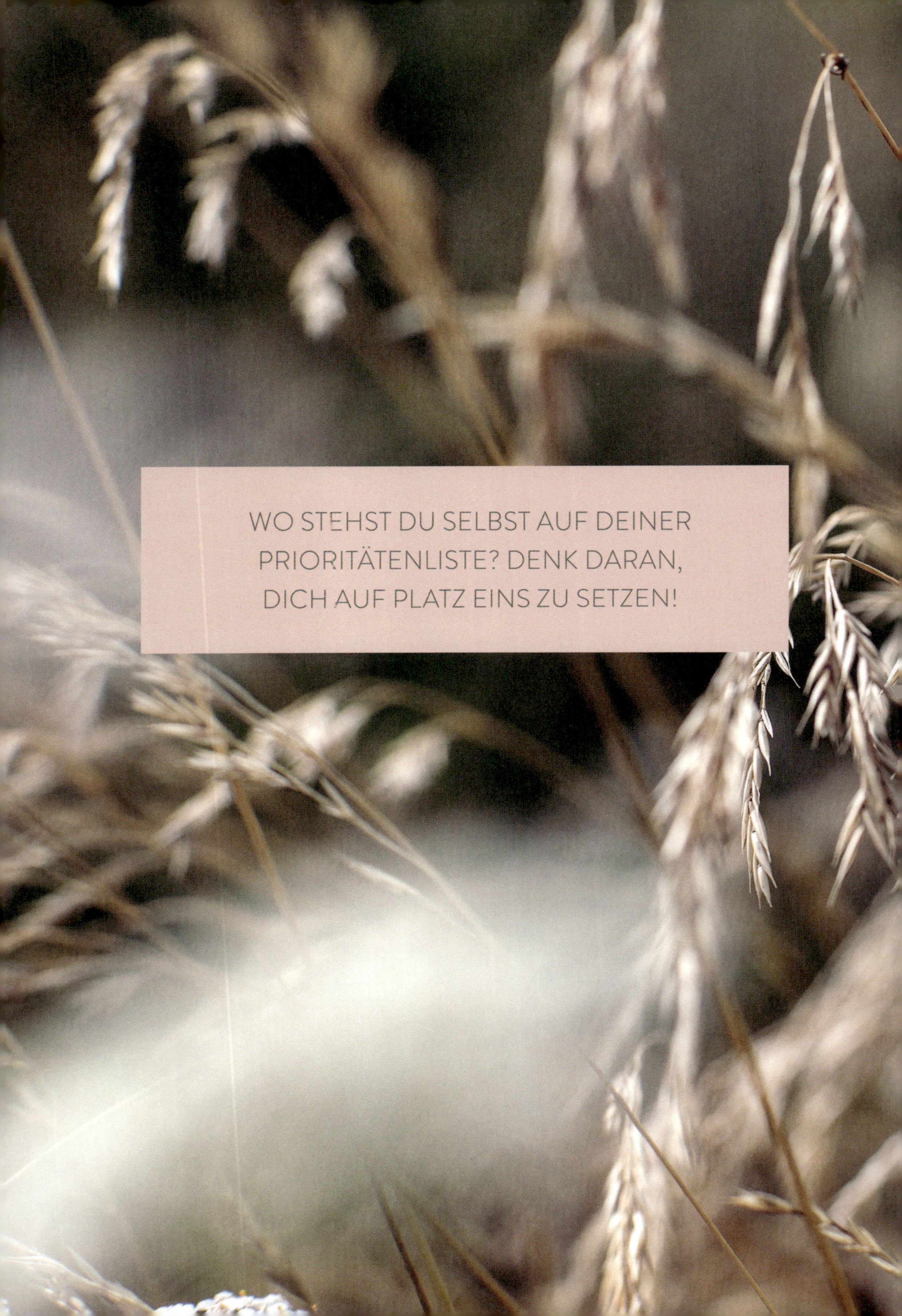

WO STEHST DU SELBST AUF DEINER PRIORITÄTENLISTE? DENK DARAN, DICH AUF PLATZ EINS ZU SETZEN!

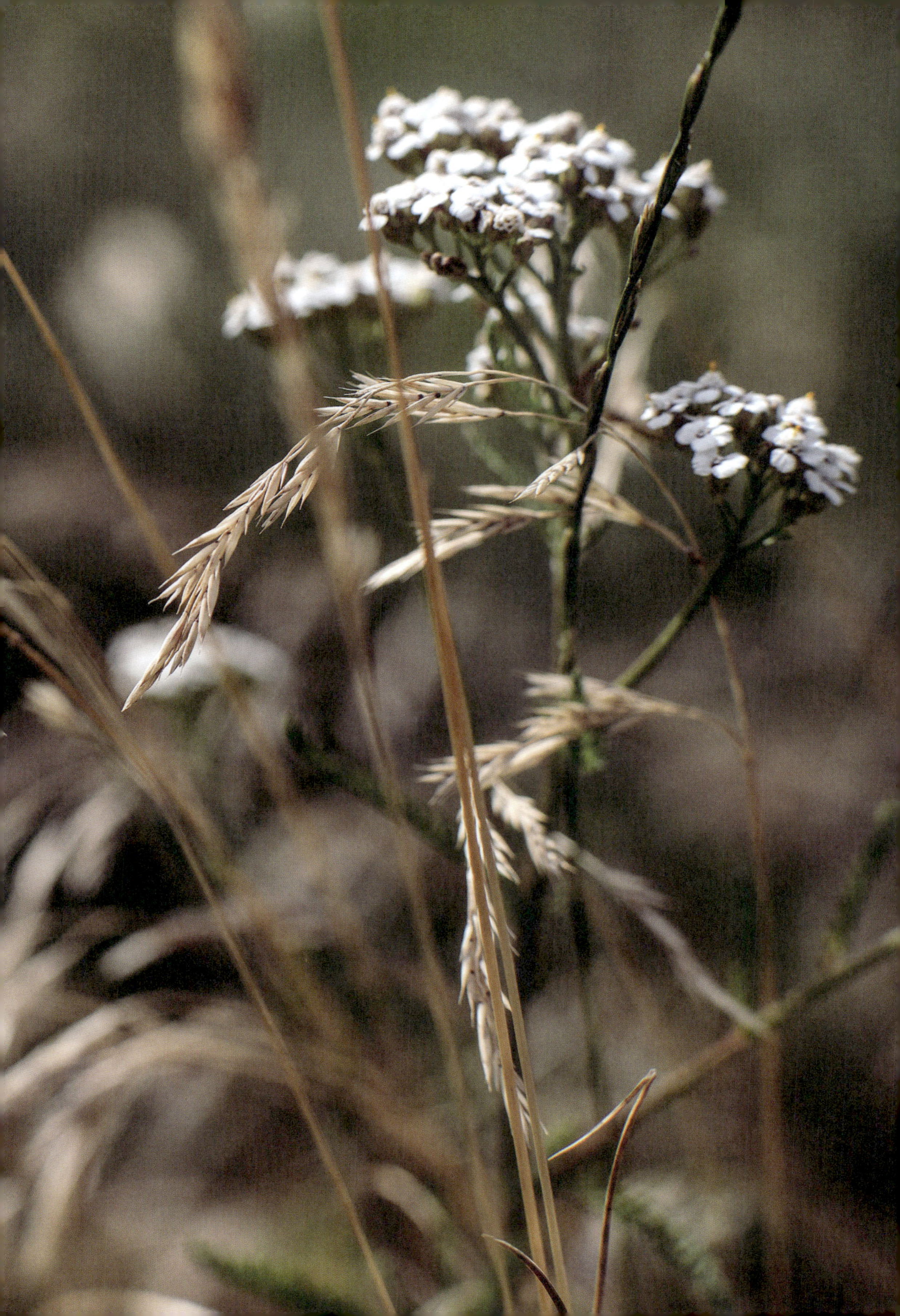

SYMPTOMTABELLE

Es gibt viele Wechseljahressymptome, und wir Frauen erleben sie sehr unterschiedlich. Mithilfe dieser Tabelle kannst du dir einen Überblick über deine Symptome verschaffen.

SYMPTOME / 1

Beobachte dich einen Monat lang, und notiere die Intensität der Symptome von 0 bis 3. Gibt es ein Muster? Und verändern sich die Symptome, wenn du Hormonyoga machst?

	1	2	3	4	5	6	7	8	9	10	11	12	13	14
Angst, Nervosität oder Sorgen														
Blasenentzündungen														
brüchige Nägel														
Gereiztheit														
geringere Fruchtbarkeit														
geringere Libido														
Gewichtsveränderung														
Gliederschmerzen														
Haarausfall														
Herzklopfen														
Herz-Kreislauf-Erkrankungen														
Hitzewallungen														
Inkontinenz														
Jucken oder Kribbeln der Haut														
Jucken und Ausfluss														
kalte Füße														
Karpaltunnelsyndrom (Schmerzen an Hand und Fingern)														
Konzentrationsprobleme														

15	16	17	18	19	20	21	22	23	24	25	26	27	28	29	30	31

SYMPTOME / 2

	1	2	3	4	5	6	7	8	9	10	11	12	13	14
langsames Denken														
Menstruationsstörungen														
Migräne oder Kopfweh														
Müdigkeit, Apathie und Mutlosigkeit														
Muskelschmerzen														
nächtlicher Harndrang														
Niedergeschlagenheit														
Osteoporose														
PMS														
Schlaflosigkeit														
schlechterer Geruchssinn														
schlechtes Gedächtnis														
Schmerzen beim Sex														
Stimmungsschwankungen														
trockene Haut														
trockene Schleimhäute														
Unruhe														
weniger Energie														

15	16	17	18	19	20	21	22	23	24	25	26	27	28	29	30	31

TRAININGSTABELLE

Mit das Wichtigste beim Hormonyoga ist eine gute Trainingsroutine. Dadurch kannst du die Übungen besser in deinen Tagesablauf einbauen und bleibst eher dran!

TRAININGSROUTINE

Um einen Überblick zu bekommen, wie oft du pro Monat trainierst, kannst du deine Trainingszeiten in diese Tabelle eintragen.

	1	2	3	4	5	6	7	8	9	10	11	12	13	14
Januar														
Februar														
März														
April														
Mai														
Juni														
Juli														
August														
September														
Oktober														
November														
Dezember														

15	16	17	18	19	20	21	22	23	24	25	26	27	28	29	30	31

ÜBERSICHT DER ÜBUNGEN

Du kannst beim Training die folgende Übersicht neben dich legen, dann hast du einen guten Überblick über die Abfolge der Übungen.

AUFWÄRMÜBUNGEN

Übung 1 SCHULTERN AUFWÄRMEN

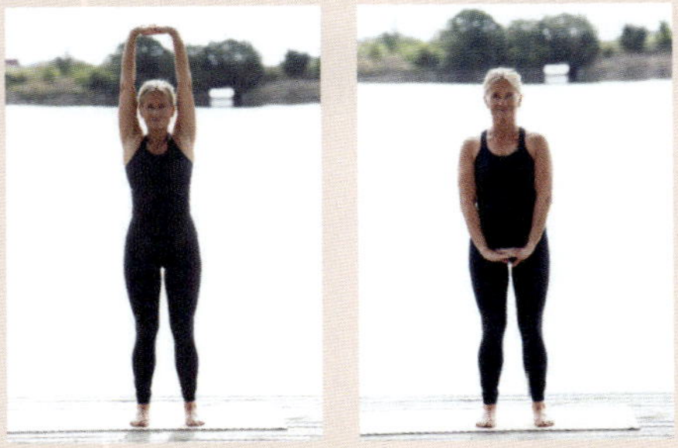

Übung 2 SEITBEUGE

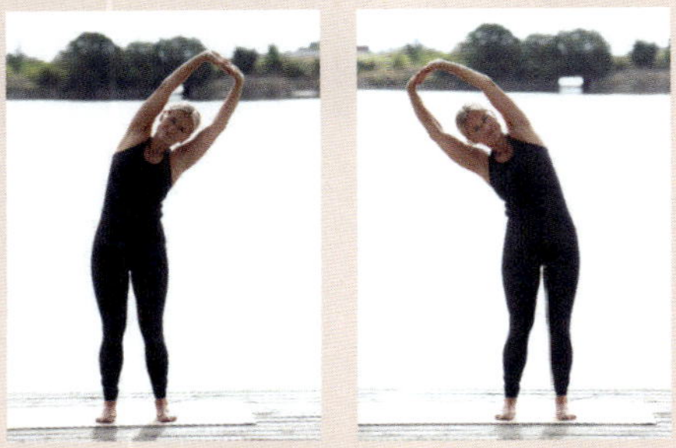

Übung 3 BECKENBEWEGUNG

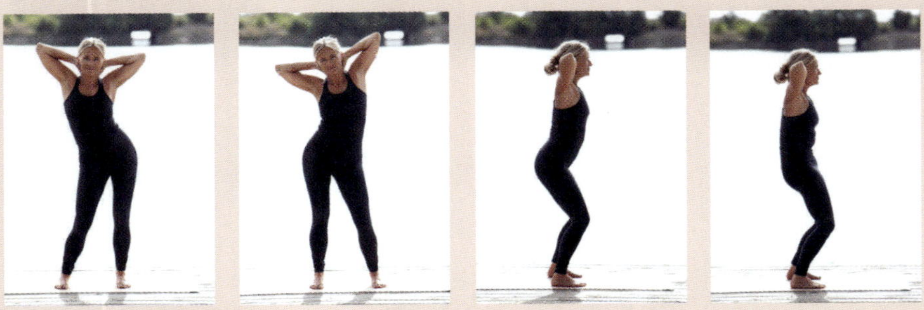

Übung 4 BEINDEHNUNG IM STEHEN

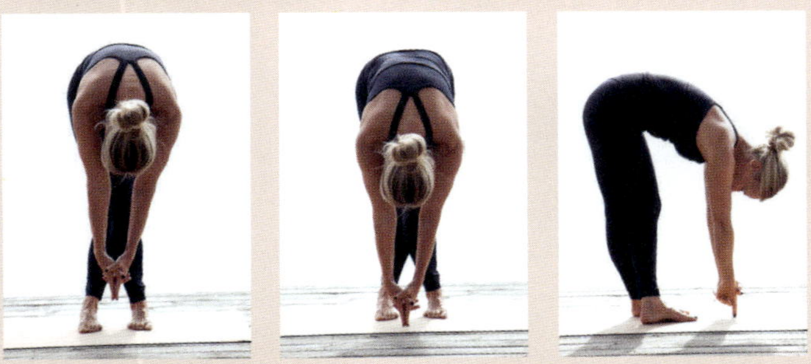

Übung 5 BEINDEHNUNG IM LIEGEN

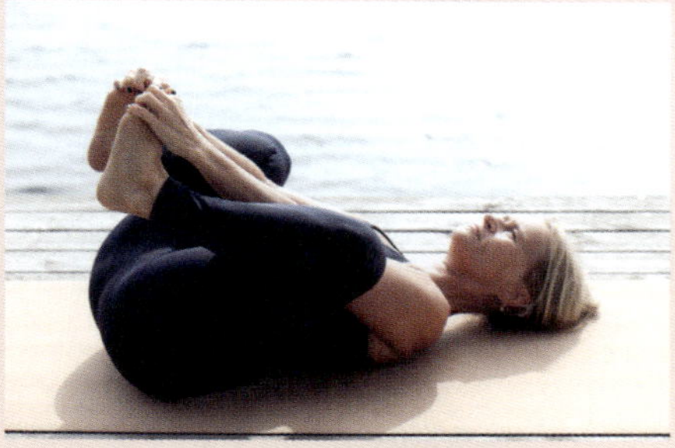
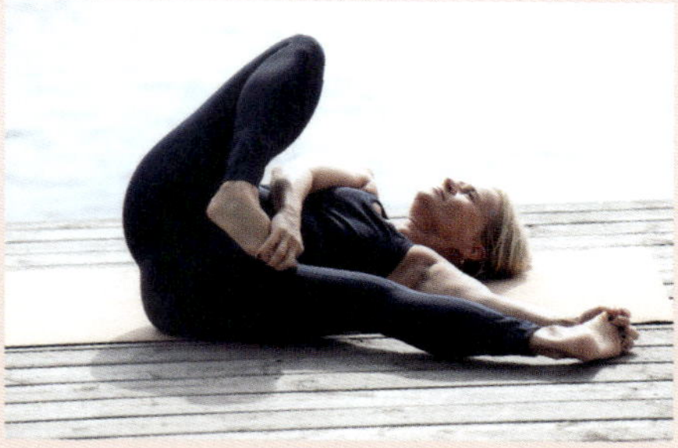

Übung 6 RÜCKENDREHUNG

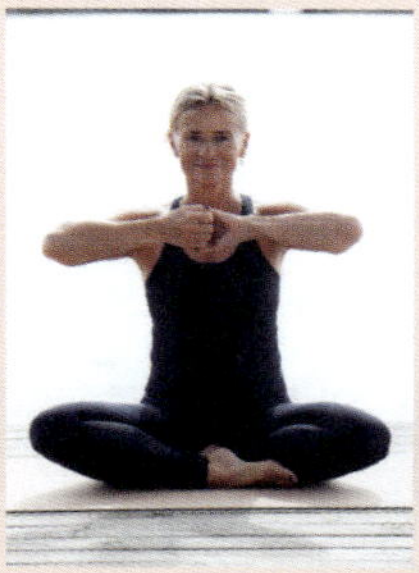
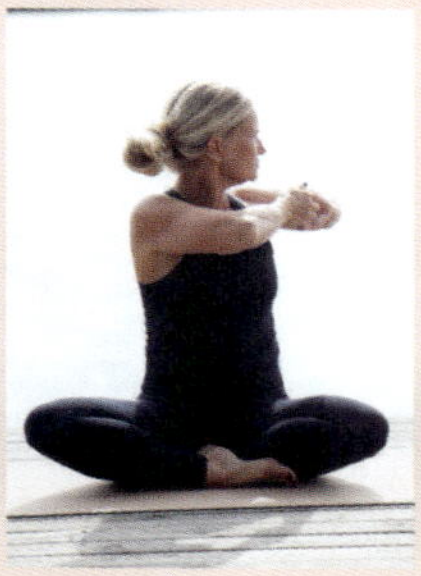
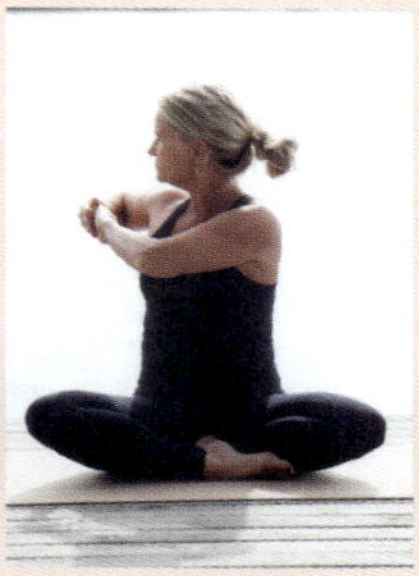

Übung 7 RÜCKENBEUGE

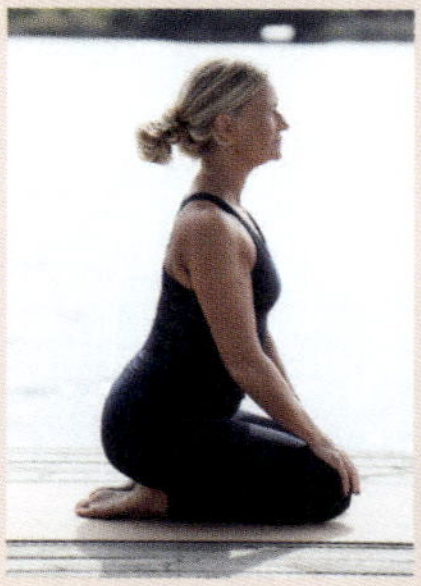
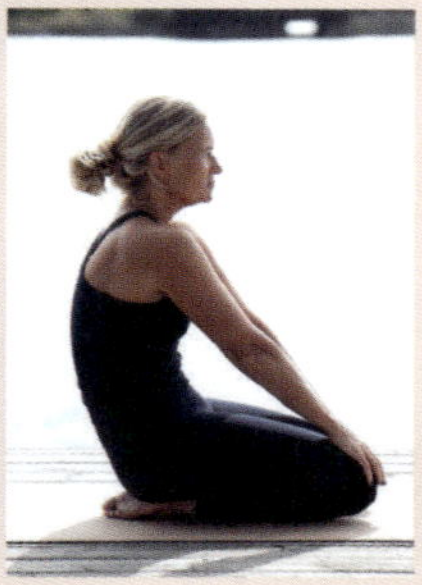

HORMONYOGA-SEQUENZ

Übung 1 DYNAMISCHE VORBEUGE IM SITZEN
Energiefluss zu den Eierstöcken

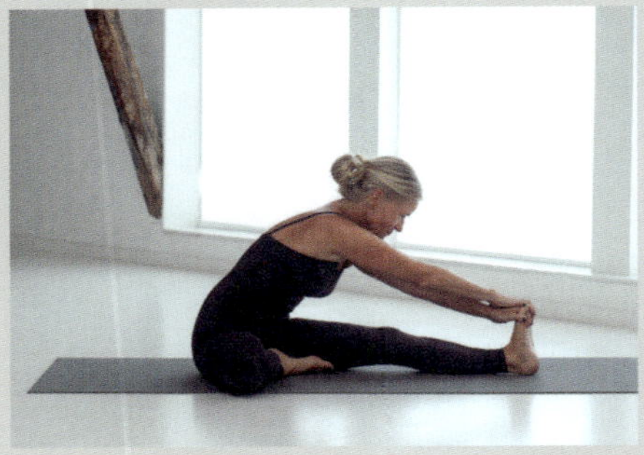

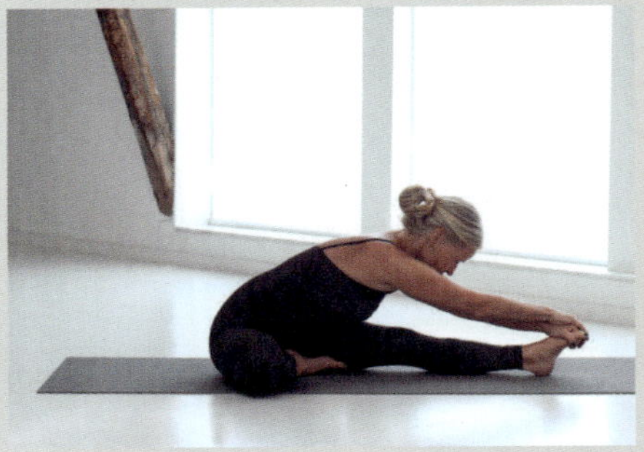

Übung 2 DREHUNG IM SITZEN
Energiefluss zu den Eierstöcken

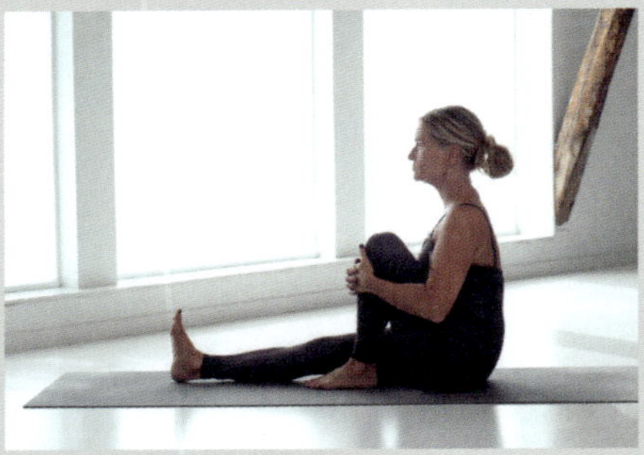

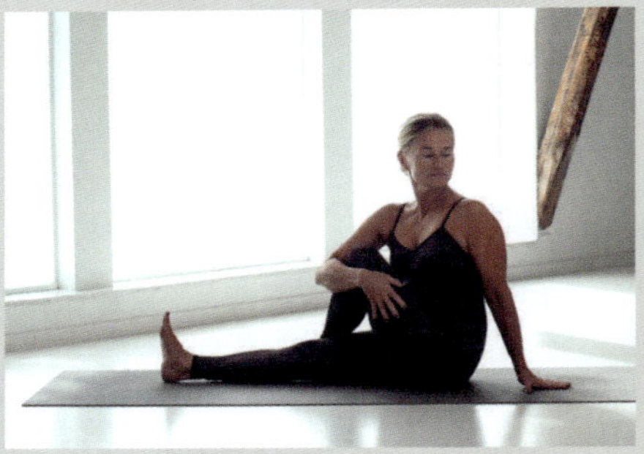

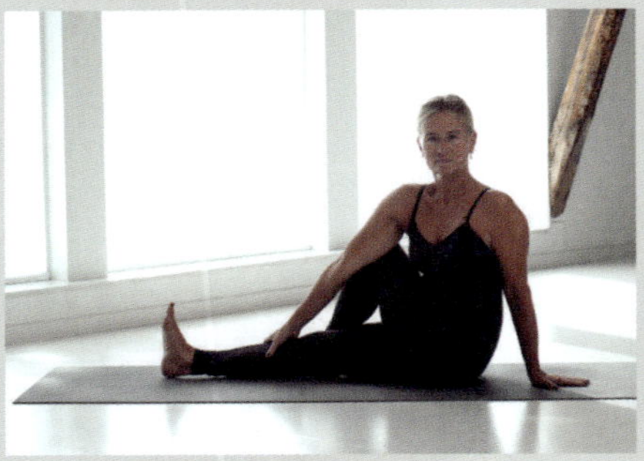

Übung 3 SEITBEUGE AUF KNIEN

Aktiviert den Oberkörper

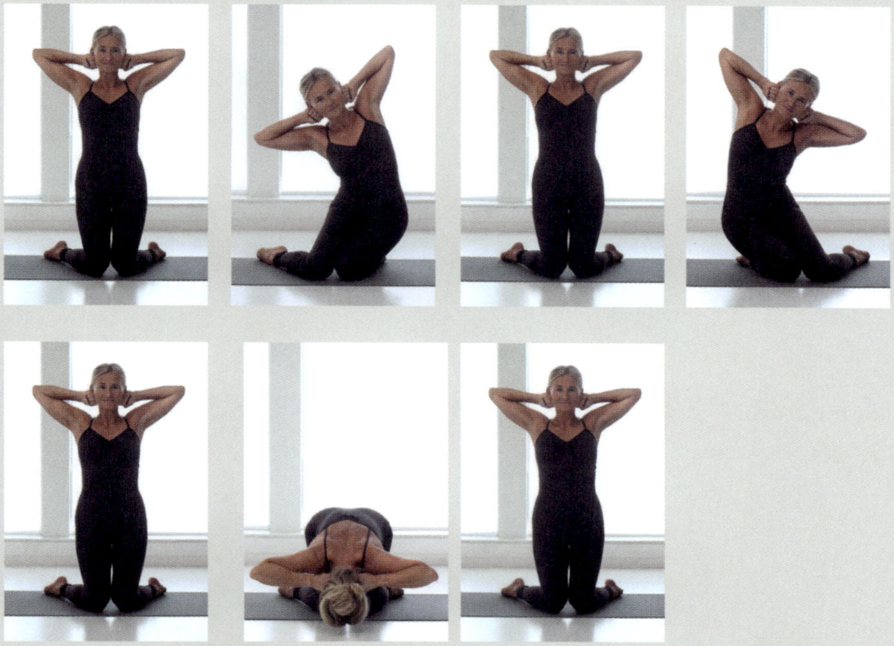

Übung 4 VORBEUGE LIEGEND AUF DEN KNIEN

Energiefluss zu den Eierstöcken

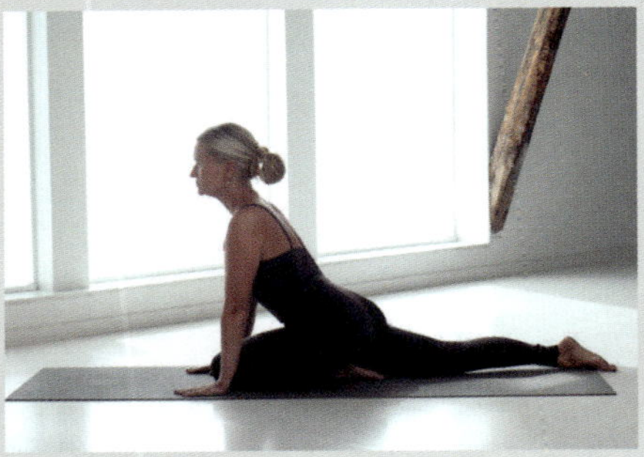

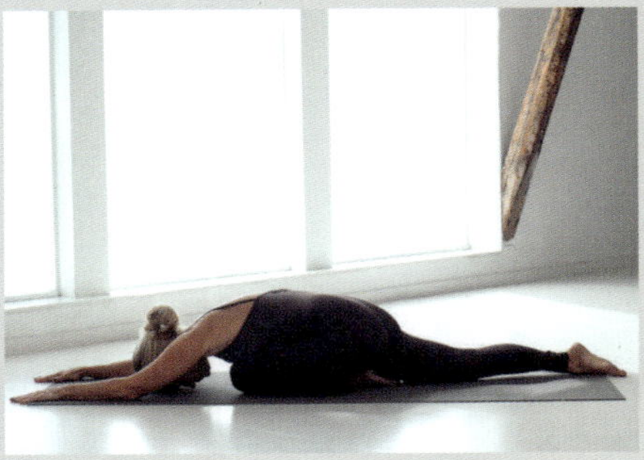

Übung 5 DEHNUNG IM LIEGEN MIT BAUCHVERSCHLUSS

Energiefluss zu den Eierstöcken

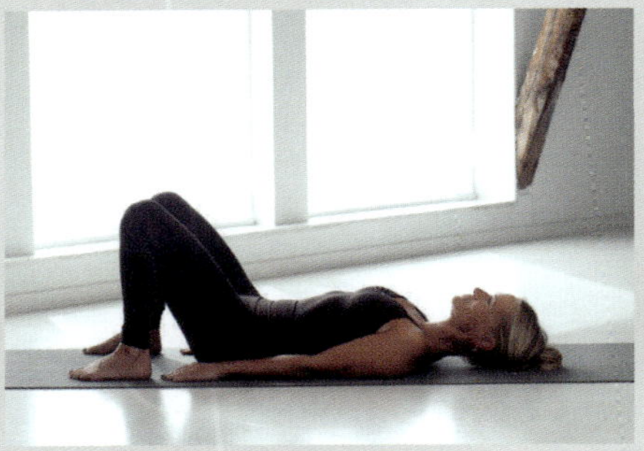

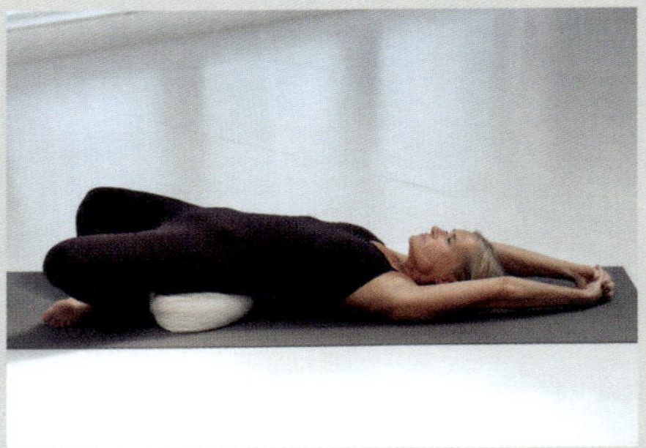

Übung 6 FÜNF WELLEN FÜR DIE SCHÖNHEIT

Energiefluss zu Gesicht und Haar

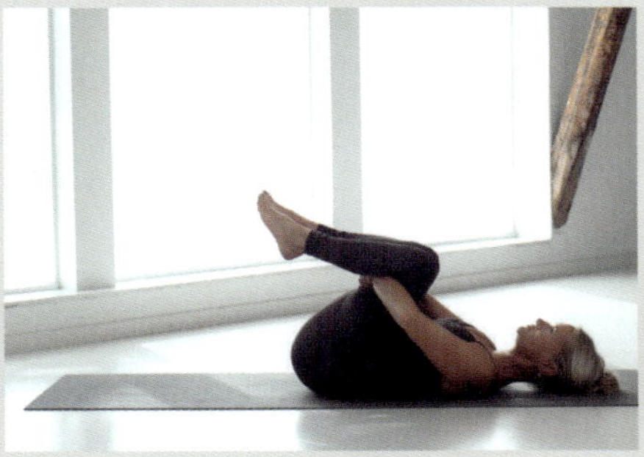

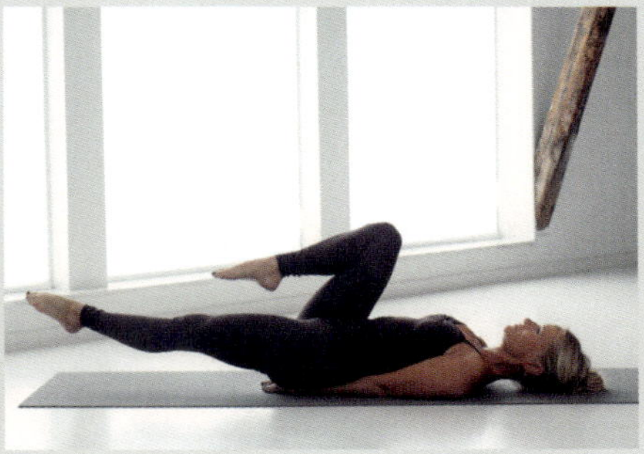

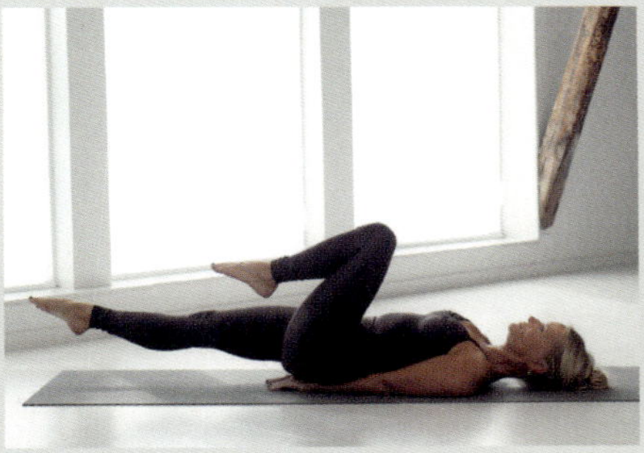

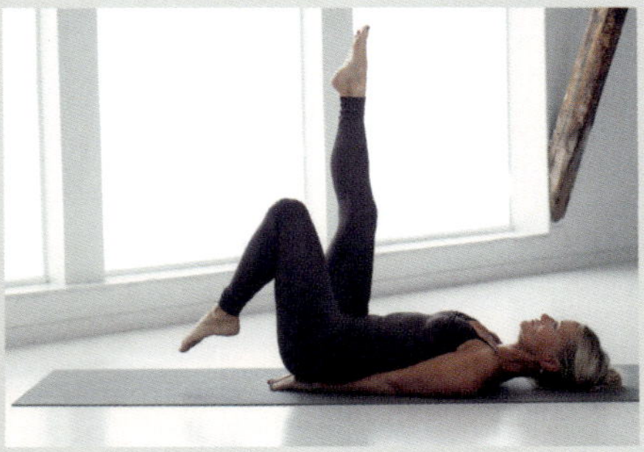

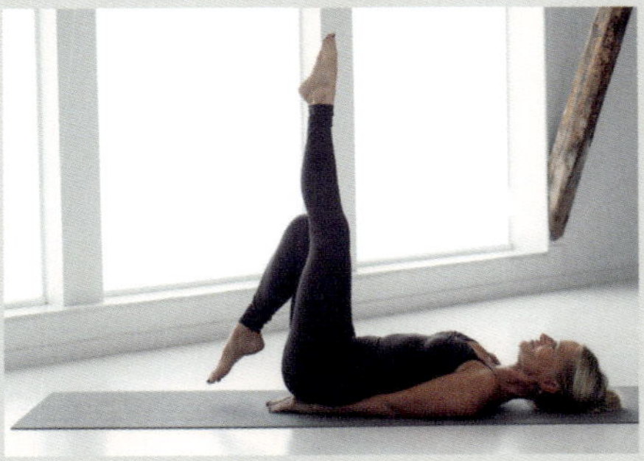

Übung 7 YOGA NIDRA 1 – HANDGELENKE UND ARME

Reinigt die Energiebahnen in den Armen

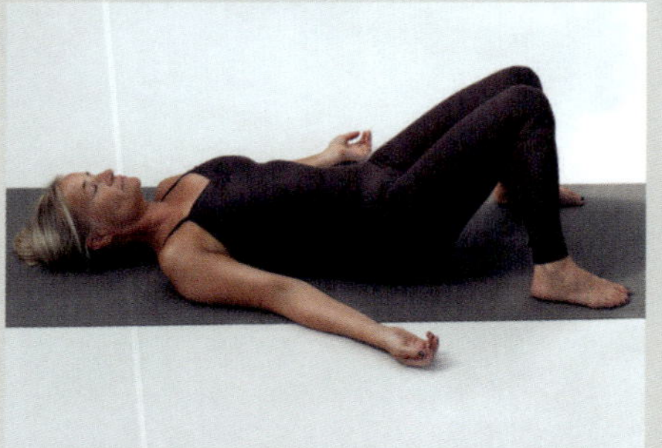

Übung 8 DYNAMISCHE SCHULTERBRÜCKE

Energiefluss zur Schilddrüse

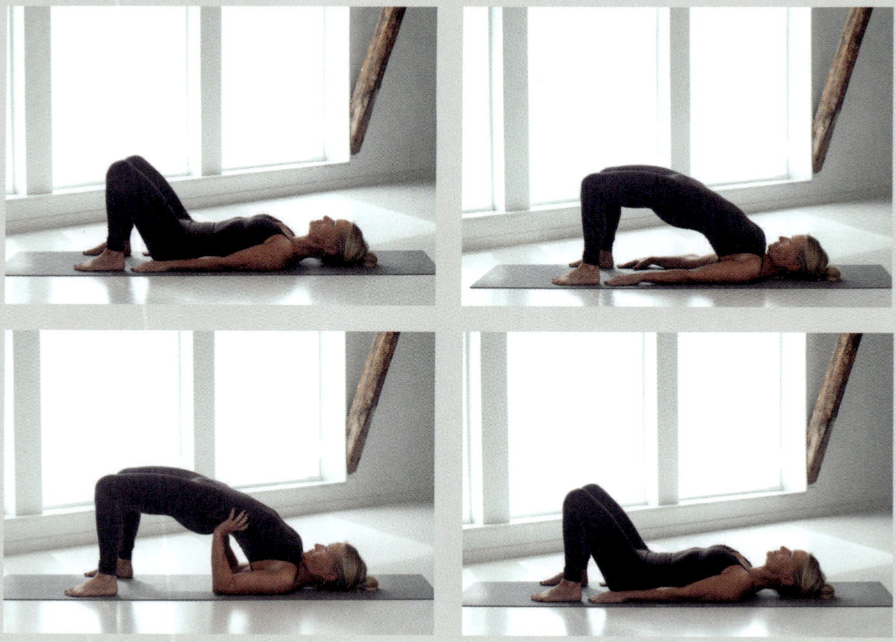

Übung 9 SCHNARCHÜBUNG IM LIEGEN

Energiefluss zur Schilddrüse

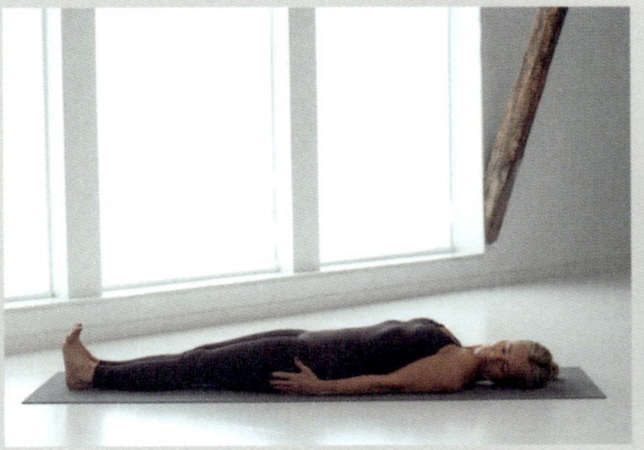

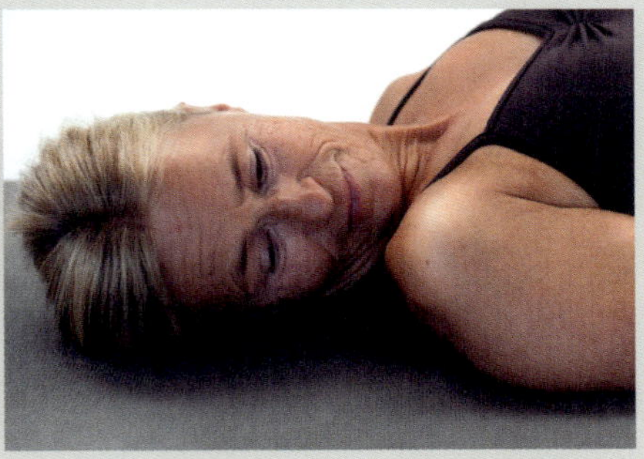

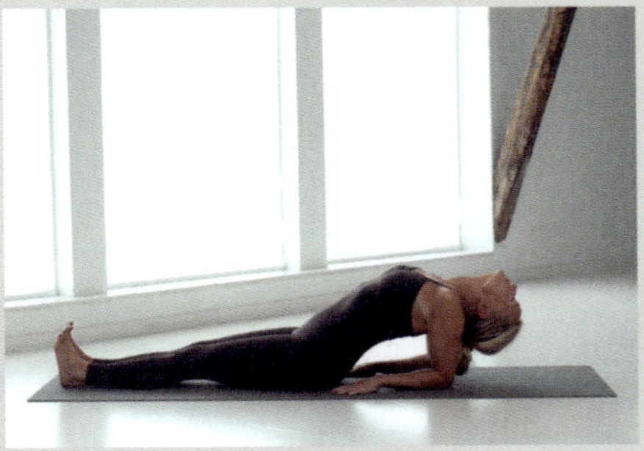

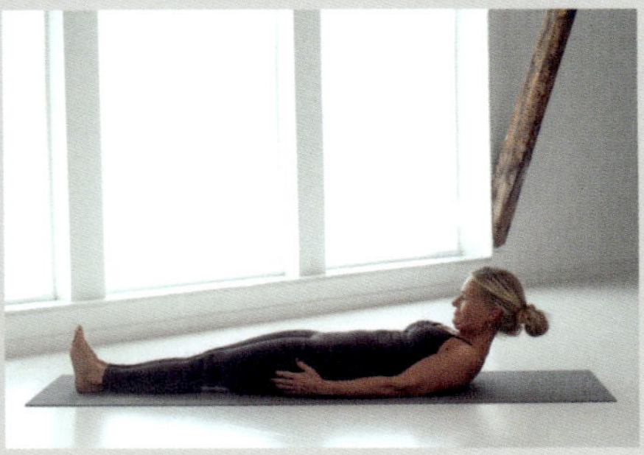

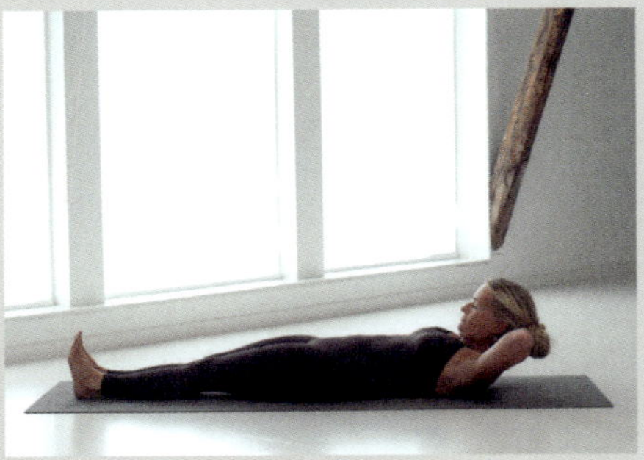

Übung 10 ÜBUNG IM SITZEN MIT DREI VERSCHLÜSSEN

Sorgt für ein Gleichgewicht der Schilddrüsenfunktion

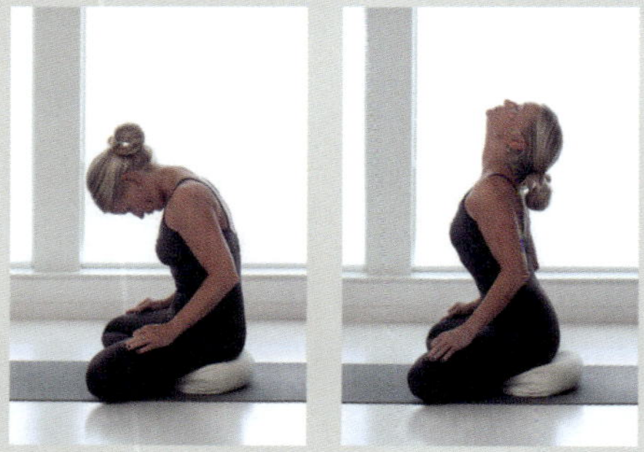

Übung 11 DEHNUNG IM LIEGEN

Energiefluss zu den Eierstöcken

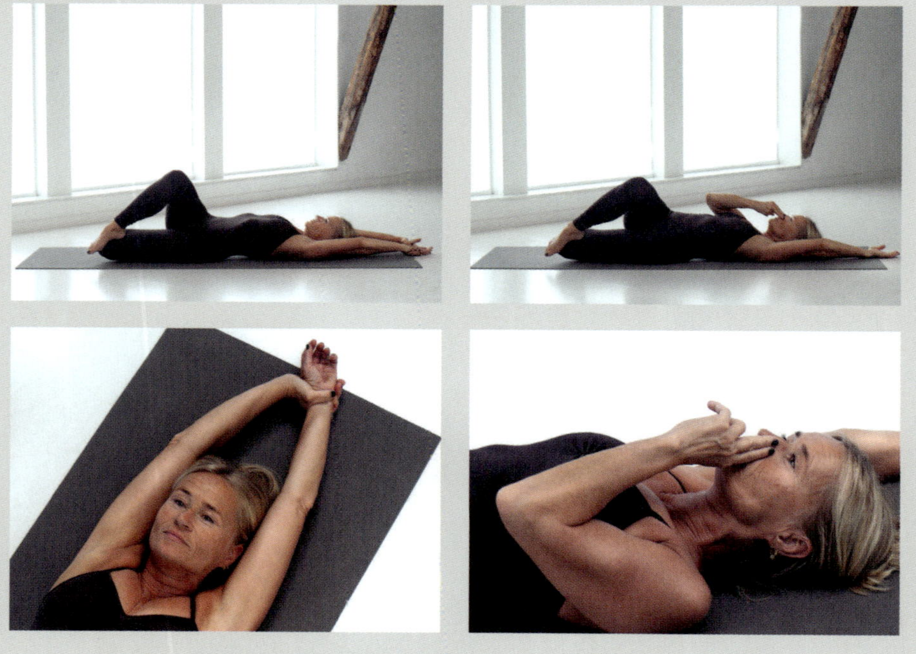

Übung 12 DYNAMISCHER SCHULTERSTAND

Energiefluss zu Schilddrüse und Hypophyse

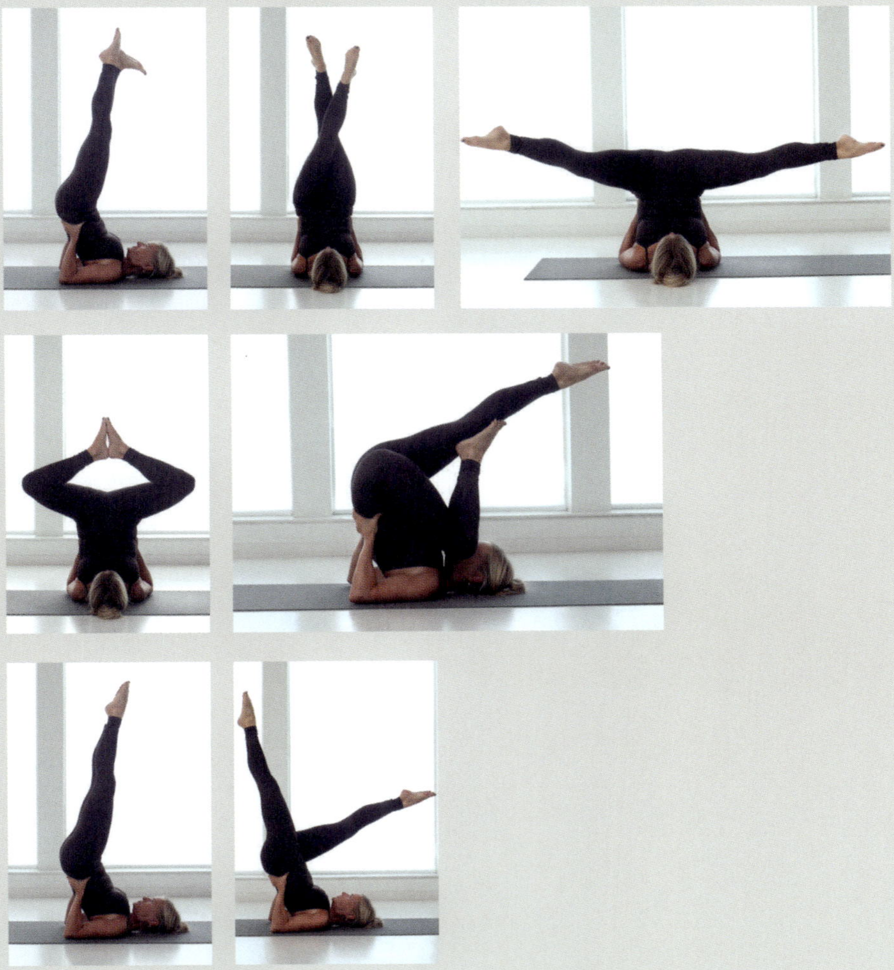

Übung 13 YOGA NIDRA 2 – FÜSSE UND BEINE

Aktiviert Eierstöcke, Schilddrüse und Hypophyse

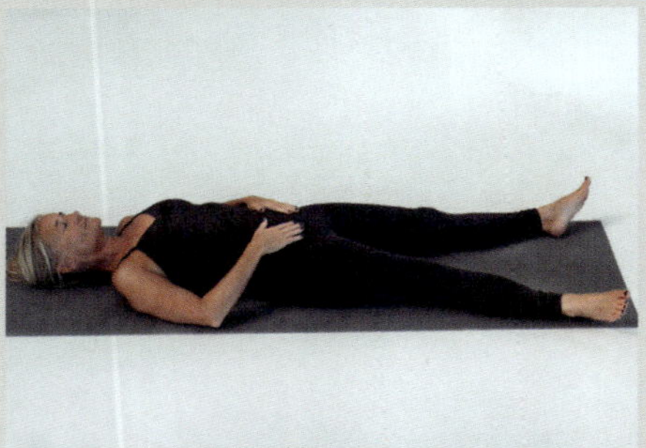

Übung 14 YOGA NIDRA 3 – DIE SIEBEN CHAKREN

Öffnet und aktiviert die sieben Chakren

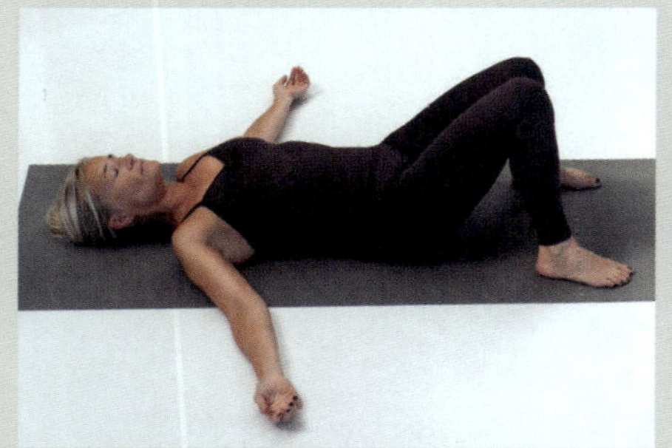

ATEMMEDITATION

BERUHIGEND

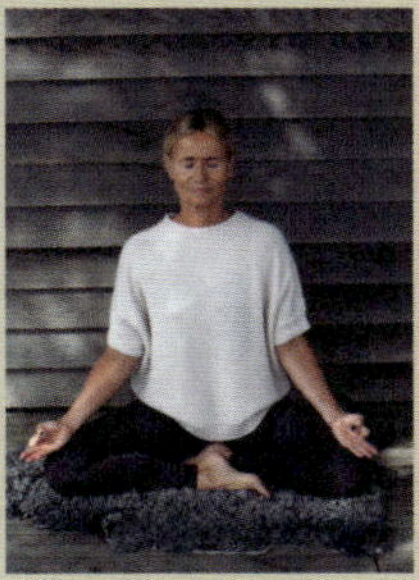

AUSGLEICHEND

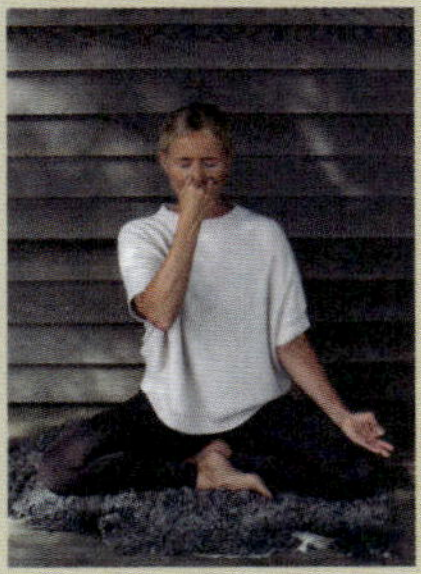

ZUM STRESSABBAU

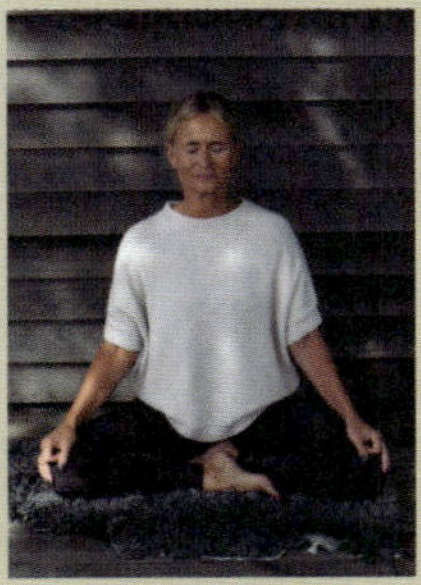

BERUHIGEND – DURCH DAS LINKE NASENLOCH

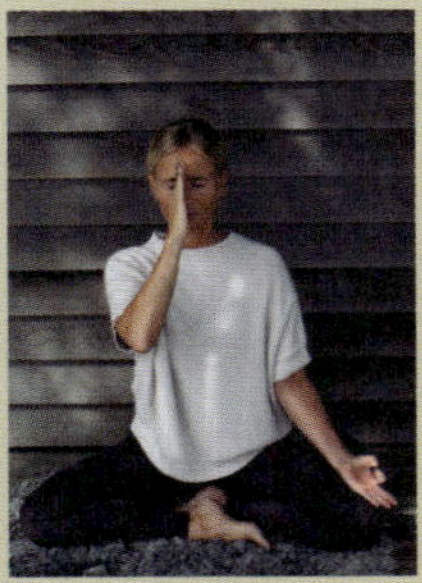

Für die deutsche Ausgabe:
Projektbetreuung Doreen Wolff
Herstellungskoordination Arnika Marx
Herstellung Inga Reinke
Übersetzung Christine Heinzius
Lektorat Elke Sagenschneider

Titel der dänischen Originalausgabe:
Hormonyoga. Sådan slipper du for hedeture, uro og dårlig søvn

Der Originaltitel erschien 2022 in Dänemark bei Lindhardt og Ringhof Forlag A/S.

ISBN 978-3-8310-5205-9
5902-970899-24084-01

Druck und Bindung Leo Paper Products, China

MIX
Papier | Fördert gute Waldnutzung
FSC® C018179

www.dk-verlag.de

Hinweis
Die Informationen und Ratschläge in diesem Buch sind von der Autorin und vom Verlag sorgfältig erwogen und geprüft, dennoch kann eine Garantie nicht übernommen werden.
Eine Haftung der Autorin bzw. des Verlags und seiner Beauftragten für Personen-, Sach- und Vermögensschäden ist ausgeschlossen.

Wer gesundheitliche Beschwerden hat, an einer Erkrankung leidet oder schwanger ist, sollte vor Ausführung der Übungen in diesem Buch unbedingt ärztliche Rücksprache halten.
Die in diesem Buch enthaltenen Informationen können eine qualifizierte Untersuchung und Diagnose nicht ersetzen.
Die Verantwortung liegt allein bei der Leserin. Grundsätzlich ist bei ernsthaften oder anhaltenden Beschwerden von einer Selbstdiagnose und Selbstbehandlung abzuraten. Auch wenn Beschwerden länger anhalten, sollten Sie ärztlichen Rat zur Hilfe ziehen. Dasselbe gilt für Personen, die verschreibungspflichtige Medikamente einnehmen.

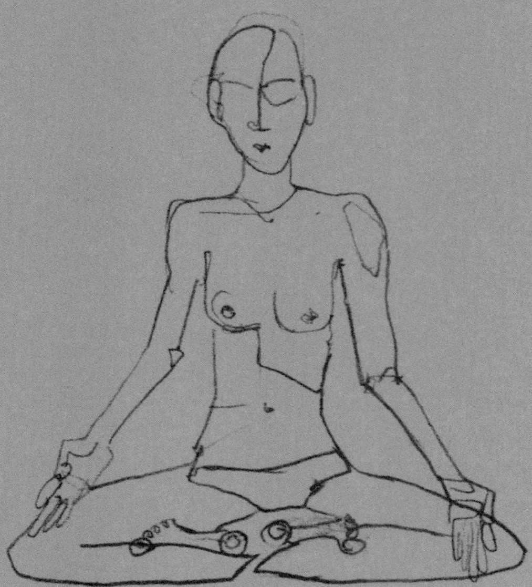

Dank an meine Schülerinnen,
die ihre Erfahrungen geteilt haben.

Dank an Aiayu fürs Ausleihen
von Zubehör und Decken.

Dank an Goyogi fürs Ausleihen
von Zubehör und Matten.